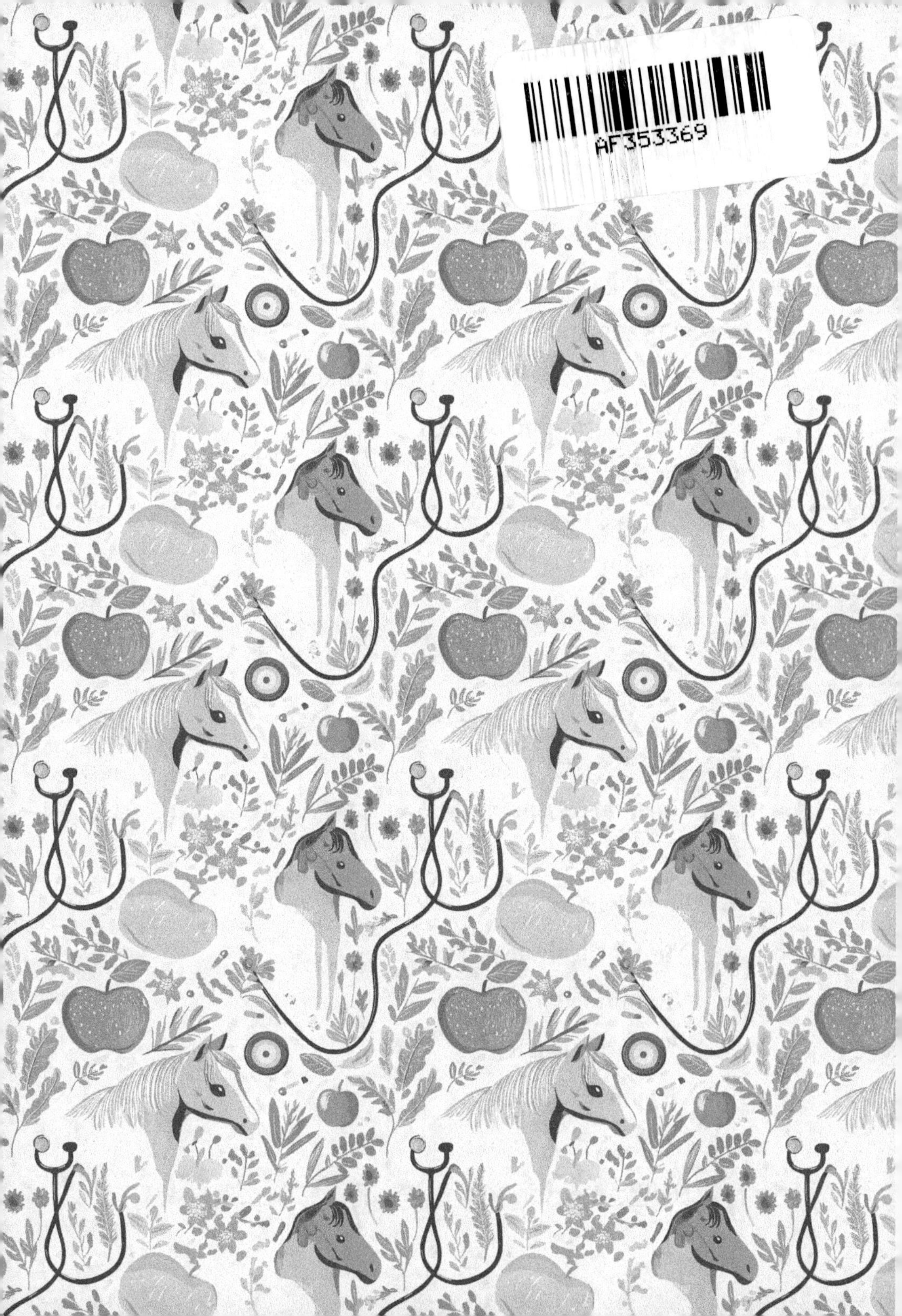
AF353369

Inhaltsverzeichnis

Artemis Saage

Pferdegesundheit: Anatomie, Medizin und natürliche Heilmethoden für Pferde

Das praktische Pferdebuch für Stallapotheke, Kräuterkunde und Kinesiologie Tape - Von Muskelaufbau bis Erste Hilfe

216 Quellen
64 Fotos / Grafiken
16 Illustrationen

Impressum

Saage Media GmbH
c/o SpinLab – The HHL Accelerator
Spinnereistraße 7
04179 Leipzig, Germany
E-Mail: contact@SaageMedia.com
Web: SaageMedia.com
Commercial Register: Local Court Leipzig, HRB 42755 (Handelsregister: Amtsgericht Leipzig, HRB 42755)
Managing Director: Rico Saage (Geschäftsführer)
VAT ID Number: DE369527893 (USt-IdNr.)

Publisher: Saage Media GmbH
Veröffentlichung: 11.2024
Umschlagsgestaltung: Saage Media GmbH
ISBN-Softcover: 978-3-384-43598-9
ISBN-Ebook: 978-3-384-43599-6

Liebe Leserinnen, liebe Leser,

von Herzen danke ich Ihnen, dass Sie sich für dieses Buch entschieden haben. Mit Ihrer Wahl haben Sie mir nicht nur Ihr Vertrauen geschenkt, sondern auch einen Teil Ihrer wertvollen Zeit. Das weiß ich sehr zu schätzen.
Die Gesundheit Ihres Pferdes ist die Basis für gemeinsame Erfolge und harmonisches Zusammensein. Dieses praxisnahe Handbuch verbindet fundiertes veterinärmedizinisches Wissen mit bewährten Naturheilverfahren. Von der detaillierten Anatomie des Bewegungsapparats bis zu konkreten Anleitungen für Erste-Hilfe-Maßnahmen erhalten Sie einen umfassenden Einblick in die Pferdegesundheit. Profitieren Sie von der Kombination schulmedizinischer Erkenntnisse mit alternativen Behandlungsmethoden wie Kräuterheilkunde und Kinesiologie Tape. Das Buch vermittelt praktisches Wissen zur Prophylaxe und Behandlung häufiger Beschwerden - vom Muskelaufbau bis zur gezielten Unterstützung des Bewegungsapparats. Mit diesem Ratgeber entwickeln Sie ein tieferes Verständnis für die körperlichen Zusammenhänge Ihres Pferdes und können gesundheitliche Probleme früher erkennen. Stärken Sie Ihre Kompetenz in der Pferdepflege und bauen Sie eine wertvolle Wissensbasis für die optimale Versorgung Ihres vierbeinigen Partners auf.
Ich wünsche Ihnen nun eine inspirierende und aufschlussreiche Lektüre. Sollten Sie Anregungen, Kritik oder Fragen haben, freue ich mich über Ihre Rückmeldung. Denn nur durch den aktiven Austausch mit Ihnen, den Lesern, können zukünftige Auflagen und Werke noch besser werden. Bleiben Sie neugierig!

Artemis Saage
Saage Media GmbH

- support@saagemedia.com
- Spinnereistraße 7 - c/o SpinLab – The HHL Accelerator, 04179 Leipzig, Germany

Einleitung

Um Ihnen die bestmögliche Leseerfahrung zu bieten, möchten wir Sie mit den wichtigsten Merkmalen dieses Buches vertraut machen. Die Kapitel sind in einer logischen Reihenfolge angeordnet, sodass Sie das Buch von Anfang bis Ende durchlesen können. Gleichzeitig wurde jedes Kapitel und Unterkapitel als eigenständige Einheit konzipiert, sodass Sie auch gezielt einzelne Abschnitte lesen können, die für Sie von besonderem Interesse sind. Jedes Kapitel basiert auf sorgfältiger Recherche und ist durchgehend mit Quellenangaben versehen. Sämtliche Quellen sind direkt verlinkt, sodass Sie bei Interesse tiefer in die Thematik eintauchen können. Auch die im Text integrierten Bilder sind mit entsprechenden Quellenangaben und Links versehen. Eine vollständige Übersicht aller Quellen- und Bildnachweise finden Sie im verlinkten Anhang. Um die wichtigsten Informationen nachhaltig zu vermitteln, schließt jedes Kapitel mit einer prägnanten Zusammenfassung. Fachbegriffe sind im Text unterstrichen dargestellt und werden in einem direkt darunter platzierten, verlinkten Glossar erläutert. Für einen schnellen Zugriff auf weiterführende Online-Inhalte können Sie die QR-Codes mit Ihrem Smartphone scannen.

Zusätzliche Bonus-Materialien auf unserer Website
Auf unserer Website stellen wir Ihnen folgende exklusive Materialien zur Verfügung:

- Bonusinhalte und zusätzliche Kapitel
- Eine kompakte Gesamtzusammenfassung
- Eine PDF-Datei mit allen Quellenangaben
- Weiterführende Literaturempfehlungen

Die Website befindet sich derzeit noch im Aufbau.

SaageBooks.com/de/pferdegesundheit-bonus-13WLCT

1. Anatomie und Physiologie des Pferdes

Wie funktioniert der Körper eines Pferdes und was macht ihn so besonders? Diese Frage beschäftigt Pferdehalter, Tierärzte und Wissenschaftler gleichermaßen. Der Organismus des Pferdes ist ein faszinierendes Zusammenspiel verschiedener Systeme - vom kraftvollen Bewegungsapparat über den hochspezialisierten Verdauungstrakt bis hin zum fein abgestimmten Hormonsystem. Während die Evolution das Pferd zu einem ausdauernden Fluchttier formte, stellen wir heute ganz andere Anforderungen an unsere vierbeinigen Partner. Ob als Sportpferd, Freizeitpartner oder Therapiepferd - das Verständnis der anatomischen und physiologischen Grundlagen ist essentiell für artgerechte Haltung, Training und medizinische Versorgung. Wie reagiert der Pferdekörper auf unterschiedliche Belastungen? Welche Rolle spielen Hormone und Stoffwechselprozesse für Gesundheit und Leistungsfähigkeit? Und wie können wir Erkrankungen vorbeugen? Die Antworten auf diese Fragen liegen in der detaillierten Betrachtung der verschiedenen Organsysteme und ihrer Wechselwirkungen. Nur wer die Grundlagen versteht, kann Krankheitsanzeichen früh erkennen und angemessen reagieren. Die folgenden Kapitel bieten einen fundierten Einblick in die komplexe Anatomie und Physiologie des Pferdes - von den Grundlagen bis hin zu aktuellen wissenschaftlichen Erkenntnissen. Dieses Wissen bildet das Fundament für alle weiteren Aspekte der Pferdegesundheit.

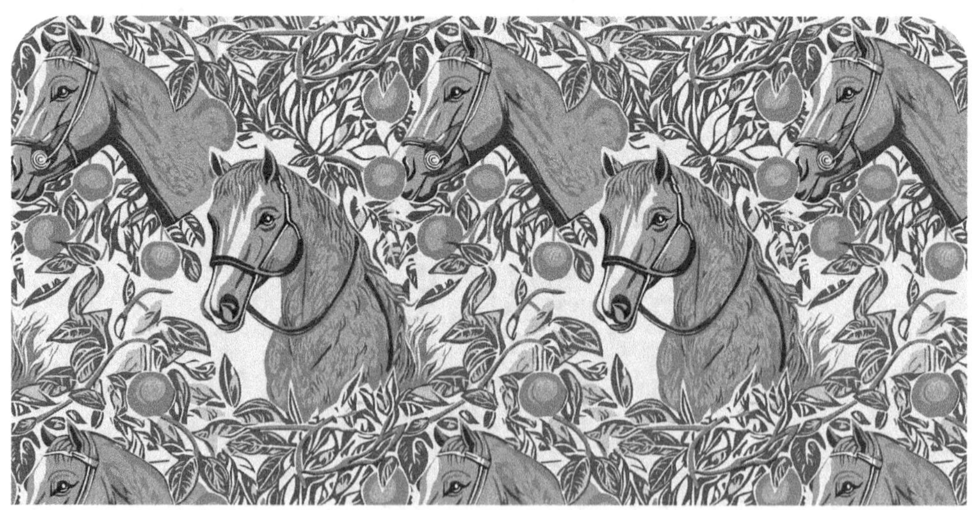

1. 1. Bewegungsapparat

er Bewegungsapparat des Pferdes ist ein hochkomplexes System aus Knochen, Muskeln, Sehnen und Bändern, das sich über Jahrmillionen perfekt an die Anforderungen als Fluchttier angepasst hat. Wie schaffen es diese etwa 500 kg schweren Tiere, sich sowohl kraftvoll als auch elegant fortzubewegen? Welche Mechanismen ermöglichen es ihnen, stundenlang zu grasen und im nächsten Moment blitzschnell zu flüchten? Die Antworten liegen in der besonderen Konstruktion des equinen Bewegungsapparats: vom ausgeklügelten Hufmechanismus über die elastische Wirbelsäule bis hin zu den kraftvollen Muskeln und Sehnen. Das Verständnis dieser anatomischen und physiologischen Zusammenhänge ist fundamental für jeden, der mit Pferden arbeitet - sei es als Besitzer, Trainer oder Therapeut. Denn nur wer die Funktionsweise des Bewegungsapparats kennt, kann Probleme frühzeitig erkennen und durch geeignete Maßnahmen vorbeugen. Die folgenden Kapitel beleuchten die einzelnen Komponenten des Bewegungsapparats im Detail und zeigen auf, wie eng deren Zusammenspiel für die Gesundheit des Pferdes ist.

„Muskuloskelettale Erkrankungen sind die häufigste Diagnose in der Pferdemedizin, wobei Heilungsprozesse oft nicht zu einer vollständigen Regeneration führen, sondern minderwertiges Narbengewebe entsteht."

1. 1. 1. Skelettaufbau und Knochenstruktur

Das Pferdeskelett ist ein faszinierendes Beispiel für die perfekte Anpassung an Schnelligkeit und Kraft. Die Knochenstruktur ist dabei besonders reich an <u>Kollagen</u>, einem Protein, das dem Knochen sowohl Stabilität als auch eine gewisse Elastizität verleiht [s1]. Diese spezielle Zusammensetzung ermöglicht es Pferden, enorme Belastungen während der Bewegung abzufangen. Besitzer sollten daher besonders in der Aufbauphase junger Pferde auf eine ausgewogene Calcium-Versorgung achten, da dies die Grundlage für eine gesunde Knochenentwicklung bildet. Die Kollagenstruktur im Pferdeknochen verändert sich im Laufe des Lebens deutlich. Bei jungen Pferden zeigt sich eine sehr dichte und hochorganisierte Anordnung der Kollagenfibrillen, die mit zunehmendem Alter lockerer und weniger strukturiert wird [s1]. Dies erklärt, warum ältere Pferde häufig anfälliger für Knochenprobleme sind und entsprechend schonender trainiert werden sollten. Ein besonders wichtiger Bestandteil des Bewegungsapparates ist der artikuläre Knorpel (AC), der die Gelenkenden überzieht [s2]. Dieser spezielle Knorpel ist in drei Zonen aufgebaut, die jeweils unterschiedliche Funktionen erfüllen. Die oberflächliche Zone sorgt mit parallel verlaufenden Kollagenfibrillen für reibungsarme Bewegungen. Darunter liegt die mittlere Zone mit zufällig orientierten Fasern, während in der tiefen Zone die Fibrillen senkrecht zur Gelenkfläche verlaufen. Diese ausgeklügelte Architektur, auch <u>Benninghoff-Architektur</u> genannt, entwickelt sich während der Reifephase des Pferdes [s2]. Das <u>Suspensorium</u>, ein evolutionär aus dem mittleren Zwischenknochenmuskel hervorgegangenes Sehnenband, spielt eine zentrale Rolle bei der Stabilisierung des Fesselgelenks [s3]. Es verhindert eine übermäßige Überstreckung und ist damit essentiell für die Gesunderhaltung der Gliedmaßen. Interessanterweise unterscheidet sich der Muskelanteil im Suspensorium zwischen Vorder- und Hinterbeinen, wobei die Vorderbeine eine C-förmige und die Hinterbeine eine lineare Muskelanordnung aufweisen [s3]. Für Trainer ist es wichtig zu wissen, dass Standardbreds einen höheren Muskelanteil im Suspensorium aufweisen als Vollblüter, was bei der Trainingsgestaltung berücksichtigt werden sollte.

Die biomechanischen Eigenschaften des Gelenkknorpels sind eng mit seiner Zusammensetzung verbunden [s2]. Während der Bewegung verteilt und mindert der Knorpel die auftretenden Belastungen. Um diese Funktion optimal zu erfüllen, enthält er neben Kollagen auch <u>Proteoglykane</u> und <u>Chondrozyten</u>. Reiter sollten daher besonders bei jungen Pferden auf eine progressive Trainingsgestaltung achten, da sich die Knorpelstruktur erst während der Reifung vollständig

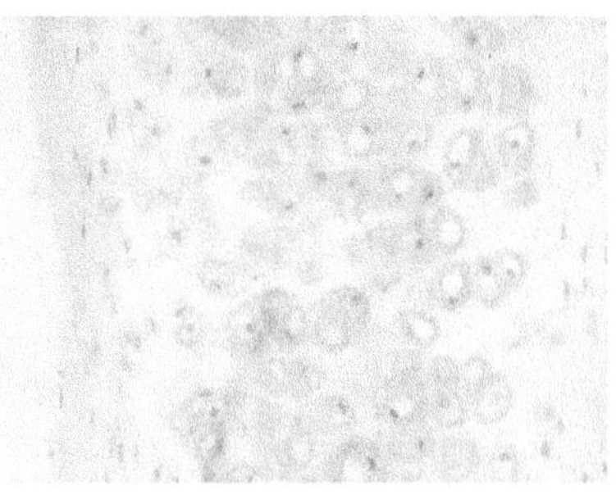

Chondrozyten [i1]

entwickelt. Für die Praxis bedeutet dies, dass besonders bei der Ausbildung junger Pferde auf eine schrittweise Belastungssteigerung geachtet werden muss, um dem Skelett- und Knorpelgewebe Zeit zur Anpassung zu geben. Regelmäßige, aber maßvolle Bewegung ist dabei wichtiger als intensive Trainingseinheiten. Bei älteren Pferden sollte die nachlassende Stabilität der Kollagenstruktur durch angepasstes Training und gegebenenfalls unterstützende Maßnahmen wie Gelenkpräparate berücksichtigt werden. Die Gesunderhaltung des Bewegungsapparates erfordert zudem eine ausgewogene Ernährung mit ausreichend Mineralstoffen und Spurenelementen. Besonders in Wachstumsphasen und bei älteren Pferden ist eine bedarfsgerechte Versorgung mit knochenaufbauenden Substanzen essentiell für die Erhaltung der Skelettgesundheit.

Benninghoff-Architektur

Ein dreidimensionales Bauprinzip des Gelenkknorpels, das durch seine besondere Faseranordnung optimale Druckverteilung und Stabilität gewährleistet.

Chondrozyt

Spezialisierte Zellen, die in kleinen Höhlen im Knorpelgewebe leben und für die Produktion und Erhaltung der Knorpelsubstanz zuständig sind.

Kollagen

Ein faserartiges Eiweiß, das als wichtigstes Strukturprotein im Körper vorkommt und etwa 30% des Gesamtproteins ausmacht. Es ist hauptverantwortlich für die Zugfestigkeit von Geweben.

Proteoglykan

Komplexe Moleküle aus Proteinen und Zuckerketten, die wie ein Schwamm Wasser binden können und dadurch dem Gewebe Elastizität und Druckfestigkeit verleihen.

Suspensorium

Auch als Fesselträger bekannt, besteht aus elastischem Gewebe und ist für die Federung des Pferdebeins bei jedem Schritt verantwortlich.

1. 1. 2. Muskulatur und Sehnen

Die Muskulatur und das Sehnengewebe des Pferdes bilden ein komplexes System, das maßgeblich für Bewegung, Kraft und Leistungsfähigkeit verantwortlich ist. Besonders die paraspinalen Muskeln entlang der Wirbelsäule spielen eine zentrale Rolle für die Rückengesundheit und können durch Verletzungen der Gliedmaßen oder der Wirbelsäule überlastet werden [s4]. Dies zeigt die enge Verbindung verschiedener Körperregionen im Bewegungsapparat des Pferdes. Muskuloskelettale Erkrankungen stellen die häufigste Diagnose in der Pferdemedizin dar [s5]. Dabei ist besonders problematisch, dass Heilungsprozesse oft nicht zu einer vollständigen Regeneration führen, sondern minderwertiges Narbengewebe entsteht. Dies erklärt die hohe Rate an wiederkehrenden Verletzungen und unterstreicht die Bedeutung präventiver Maßnahmen. Pferdebesitzer sollten daher besonders auf erste Anzeichen von Bewegungseinschränkungen oder Verhaltensänderungen achten, die auf muskuläre Probleme hinweisen können. Die Entwicklung und Gesunderhaltung des muskuloskelettalen Systems wird maßgeblich durch den Transkriptionsfaktor Sox9 beeinflusst [s6]. Dieser Faktor steuert die Entwicklung von Muskeln, Sehnen und Knochen. Ein Mangel an Sox9-Expression kann zu einer Unterentwicklung dieser Gewebe führen. Für die Praxis bedeutet dies, dass besonders in der Aufzucht und im Training junger Pferde auf eine ausgewogene Entwicklung aller Strukturen geachtet werden muss. Ein systematischer Trainingsaufbau mit ausreichenden Regenerationsphasen ist dabei essentiell. Bei der Diagnose und Behandlung von muskuloskelettalen Störungen hat sich die Chiropraktik als effektive ergänzende Methode etabliert [s7]. Sie kann helfen, die normale Gelenkbewegung wiederherzustellen und überspannte Muskulatur zu entspannen. Besitzer sollten bei der Wahl eines Chiropraktikers auf entsprechende Qualifikationen achten und die Behandlung immer in Absprache mit dem behandelnden Tierarzt durchführen lassen. Vertebrale Dysfunktionen äußern sich häufig durch lokale Schmerzen und Muskelverspannungen [s4]. Ein typisches Anzeichen ist die eingeschränkte Beweglichkeit bestimmter Körperpartien. Reiter können dies oft durch eine asymmetrische Bewegung oder Widersetzlichkeit bei bestimmten Übungen bemerken. In solchen Fällen ist eine gründliche Untersuchung durch einen Fachmann angezeigt, um chronische Schäden zu vermeiden.

Die hohe Rate an muskuloskelettalen Verletzungen betrifft nicht nur Sportpferde, sondern auch Freizeitpferde [s5]. Um dem vorzubeugen, sollte auf eine ausgewogene Belastung geachtet werden. Dies bedeutet konkret:
- Regelmäßiges, aber maßvolles Training
- Ausreichende Aufwärm- und Abkühlphasen
- Variation der Trainingseinheiten
- Regelmäßige Kontrolle der Ausrüstung auf korrekten Sitz
- Angemessene Bodenverhältnisse beim Training

Die noch nicht vollständig verstandenen Mechanismen der Geweberegeneration [s5] machen deutlich, wie wichtig die Prävention ist. Ein gut durchdachtes Trainingsmanagement, das die individuellen Bedürfnisse und den Ausbildungsstand des Pferdes berücksichtigt, ist dabei der Schlüssel zum Erfolg. Dabei sollten auch regelmäßige Kontrolluntersuchungen durch qualifizierte Fachleute eingeplant werden, um potenzielle Probleme frühzeitig zu erkennen und behandeln zu können.

Glossar

muskuloskelettale
Bezieht sich auf das Zusammenspiel von Muskeln, Knochen, Sehnen, Bändern und Gelenken als funktionelle Einheit

paraspinal
Bezeichnet die beidseitig der Wirbelsäule verlaufenden Muskeln, die für die Stabilisierung und Bewegung der Wirbelsäule wichtig sind

Sox9
Ein Protein, das als genetischer Schalter fungiert und besonders in der embryonalen Entwicklung die Bildung von Knorpel- und Knochengewebe steuert

1. 1. 3. Hufmechanismus

er Hufmechanismus des Pferdes ist ein faszinierendes Beispiel für die perfekte Anpassung an hohe Belastungen. Als komplexes biomechanisches System besteht der Huf aus verschiedenen Strukturen, die im Zusammenspiel große Kräfte aufnehmen und Energie für die Vorwärtsbewegung nutzen können [s8]. Die äußere Hufwand, die keine Blutgefäße oder Nerven enthält, trägt das Gewicht des Pferdes und schützt die inneren Strukturen [s9]. Sie ist mit einer speziellen Schutzschicht überzogen, die vor übermäßiger Feuchtigkeitsverdunstung schützt. Fehlt diese Schicht, können Trockenheit und Risse entstehen - ein häufiges Problem bei domestizierten Pferden. Pferdehalter sollten daher regelmäßig den Feuchtigkeitshaushalt der Hufe überprüfen und bei Bedarf geeignete Hufpflegeprodukte verwenden. Ein zentrales Element des Hufmechanismus ist

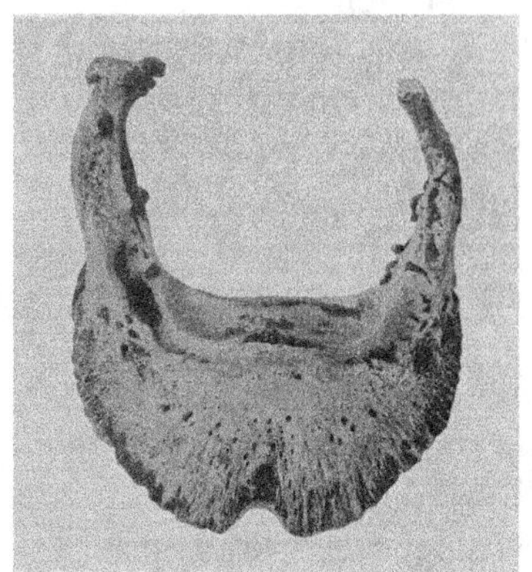

Hufpflege [i2]

die Expansion und Kontraktion des Hufs während der Bewegung [s10]. Bei jedem Auftreten dehnt sich der Huf seitlich aus, was durch das digitale Polster und die lateralen Knorpel ermöglicht wird. Diese Flexibilität ist essentiell für die Stoßdämpfung. In der Praxis bedeutet dies, dass zu enge oder starre Beschläge diese natürliche Bewegung einschränken können. Hufschmiede sollten dies bei der Wahl und Anbringung von Beschlägen unbedingt berücksichtigen. Der Frosch spielt eine besondere Rolle im Hufmechanismus [s8]. Er absorbiert nicht nur Stöße, sondern unterstützt auch die Durchblutung des Hufes. Durch den Druck auf den Frosch werden die Blutgefäße komprimiert, was wie eine natürliche Pumpe wirkt und die Blutzirkulation im Bein anregt [s11]. Ein gesunder, gut entwickelter Frosch ist daher wichtig für die gesamte Hufgesundheit. Pferdehalter sollten bei der Hufpflege darauf achten, dass der Frosch weder zu stark beschnitten noch durch dauerhaft feuchte Einstreu geschädigt wird.

Wissenschaftliche Untersuchungen haben gezeigt, dass der unbeschlagene Huf Vibrationen besser dämpft als der beschlagene [s12]. Das Beschlagen verringert die natürliche Dämpfung und erhöht die Übertragung von Erschütterungen auf die erste Phalanx. Dies unterstreicht die Bedeutung einer sorgfältigen Abwägung, ob und wie ein Pferd beschlagen werden sollte. Alternative Methoden wie Hufschuhe können in manchen Fällen eine sinnvolle Option sein.

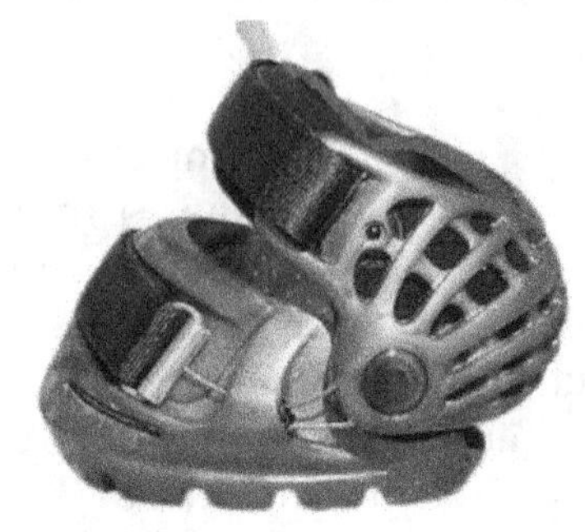

Hufschuhe [i3]

Das Hufwachstum beträgt normalerweise etwa 0,6 bis 1 cm pro Monat [s13]. Interessanterweise haben Versuche mit Ganzkörpervibrationsplatten gezeigt, dass diese das Hufwachstum nicht signifikant beschleunigen können [s11]. Für die Praxis bedeutet dies, dass regelmäßige Hufpflege im 6-8 Wochen Rhythmus für die meisten Pferde optimal ist. Die Sohle des Hufs bildet eine wichtige Schutzbarriere zwischen Boden und inneren Strukturen [s14]. Der Kronenrand, der für das

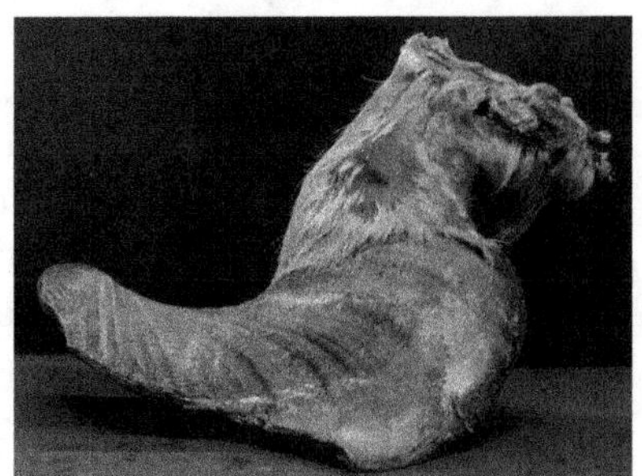

Hufwachstum [i4]

Wachstum der Hufwand verantwortlich ist, ist stark durchblutet und sollte vor Verletzungen geschützt werden. Die innere Hufwand mit ihren Lamellen sorgt für die stabile Verbindung zwischen Hufwand und Hufbein - eine Trennung dieser Verbindung kann zu schwerwiegenden Problemen führen [s13].

Für Pferdehalter ist es wichtig zu verstehen, dass der Hufmechanismus nur optimal funktionieren kann, wenn alle Komponenten gesund sind und natürlich arbeiten können. Dies bedeutet in der Praxis:
- Regelmäßige professionelle Hufpflege
- Angemessene Bewegung auf verschiedenen Untergründen
- Saubere, trockene Einstreu
- Ausgewogene Ernährung für gesundes Hornwachstum
- Regelmäßige Kontrolle auf Anzeichen von Problemen wie Risse oder Fäulnis

Glossar

Lamelle
Blattförmige Gewebestrukturen im Huf, die wie ineinandergreifende Finger angeordnet sind und für die stabile Aufhängung des Hufbeins in der Hornkapsel sorgen.

Phalanx
Ein Gliedmaßenknochen beim Pferd, der Teil der Zehenknochen ist. Das Pferd hat pro Bein drei Phalangen, die zusammen mit anderen Knochen den Zehenendapparat bilden.

1. 1. 4. Wirbelsäulenfunktion

Die Wirbelsäule des Pferdes ist ein Meisterwerk der Evolution und erfüllt mehrere lebenswichtige Funktionen gleichzeitig. Mit ihren fünf charakteristischen Abschnitten - 7 Halswirbel, 18 Brustwirbel, 6 Lendenwirbel, 5 Kreuzwirbel und einer variablen Anzahl von Schwanzwirbeln - bildet sie das zentrale Achsenorgan des Bewegungsapparates [s15]. Dabei geht ihre Bedeutung weit über die reine Stützfunktion hinaus. Eine der wichtigsten Aufgaben der Wirbelsäule ist der Schutz des Rückenmarks, von dem aus die Nervenversorgung des gesamten Körpers koordiniert wird [s15]. Die unterschiedlichen Formen und Orientierungen der einzelnen Wirbel ermöglichen dabei ein komplexes Zusammenspiel verschiedener Bewegungsarten. Für Reiter ist es wichtig zu verstehen, dass die Beweglichkeit entlang der Wirbelsäule nicht gleichmäßig verteilt ist - die Halsregion weist die größte Flexibilität auf, während die Lendenregion deutlich weniger beweglich ist [s16]. Die tiefen <u>juxtavertebralen</u> Muskeln spielen eine entscheidende Rolle für die Stabilität der Wirbelsäule. Diese stark innervierten Muskeln umgeben mehrere aufeinanderfolgende Wirbel und ermöglichen eine kontinuierliche Anpassung der Wirbelsäulenposition [s16]. In der Praxis bedeutet dies, dass eine gut entwickelte Rückenmuskulatur essentiell für die Gesunderhaltung der Wirbelsäule ist. Reiter sollten daher besonders auf eine ausgewogene Gymnastizierung dieser Muskelgruppen achten. Besonders interessant ist das ausgeklügelte Bandsystem der Wirbelsäule. Es ermöglicht dem Pferd, den Kopf zu senken, ohne dabei permanent Muskelkraft aufwenden zu müssen [s16]. Dies erklärt, warum Pferde auch über längere Zeit entspannt mit gesenktem Kopf grasen können. Gleichzeitig sorgt dieses Bandsystem für eine biomechanische Verbindung zwischen Vorder- und Hinterhand. Wissenschaftliche Untersuchungen haben gezeigt, dass sich die Wirbelsäulenbewegungen zwischen gerader und gebogener Linie deutlich unterscheiden. Beim Arbeiten auf einem Kreis nimmt die laterale Biegung der Wirbelsäule um etwa 3,6-3,75° zu [s17]. Diese Erkenntnis ist besonders für das Training relevant: Reiter sollten darauf achten, beide Händigkeiten gleichmäßig zu trainieren, um einseitige Belastungen zu vermeiden.

Die Lendenwirbelsäule verdient besondere Aufmerksamkeit, da sie sowohl Stabilität als auch Flexibilität gewährleisten muss. Die fünf beweglichen Wirbel ermöglichen Bewegungen in verschiedenen Ebenen, während die Bandscheiben zwischen den Wirbeln als natürliche Stoßdämpfer fungieren [s18]. Für die Trainingspraxis bedeutet dies, dass besonders Übungen zur Mobilisierung und Stabilisierung dieser Region wichtig sind. Die dorsoventralen

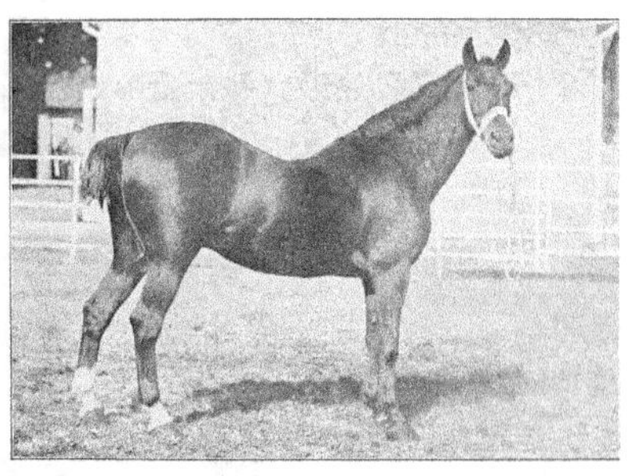

Lendenwirbelsäule [i5]

Bewegungen der thorakolumbalen Zwischenwirbelgelenke folgen einem spezifischen Bewegungsmuster, das als Rotation um den Mittelpunkt des kaudalen Wirbelkörpers beschrieben werden kann [s19]. Diese biomechanische Erkenntnis hilft beim Verständnis von Rückenproblemen und deren gezielter Prävention.

Für Pferdebesitzer und Trainer ergeben sich daraus wichtige praktische Konsequenzen:
- Regelmäßige Kontrolle der Rückenmuskulatur auf Verspannungen
- Systematischer Aufbau der Tragkraft durch angepasstes Training
- Ausgewogene Arbeit auf beiden Händen
- Integration von Dehnungsübungen in das tägliche Training
- Berücksichtigung individueller Beweglichkeitseinschränkungen
- Regelmäßige Kontrolle durch qualifizierte Fachleute

Die Gesunderhaltung der Wirbelsäule erfordert ein tiefes Verständnis ihrer Funktion und eine entsprechend angepasste Trainingsgestaltung. Nur wenn alle beteiligten Strukturen - Knochen, Muskeln, Bänder und Nerven - optimal zusammenarbeiten, kann das Pferd seine volle Leistungsfähigkeit entwickeln und langfristig gesund bleiben.

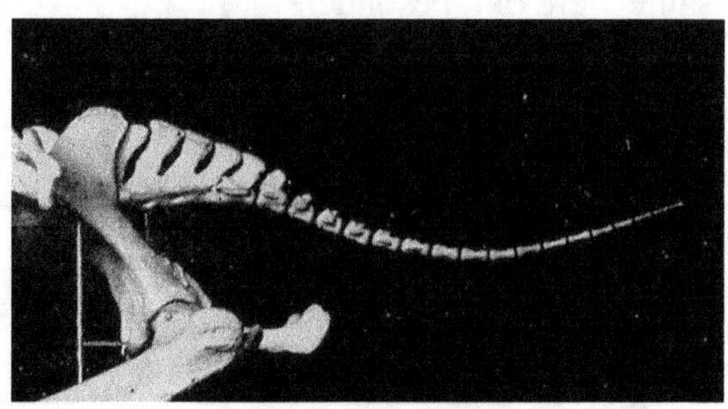

kaudalen Wirbelkörpers [i6]

Glossar

dorsoventral
Beschreibt die Richtung vom Rücken (dorsal) zum Bauch (ventral) oder umgekehrt. Diese Bewegungsachse ist besonders wichtig für die Auf- und Abbewegung des Pferderückens.

juxta-vertebral
Bezeichnet Strukturen, die direkt neben der Wirbelsäule liegen. Diese anatomische Lagebezeichnung stammt aus dem Lateinischen, wobei 'juxta' für 'neben' oder 'nahe bei' steht.

kaudal
Anatomische Richtungsbezeichnung für 'zum Schwanz hin gelegen'. Bei der Wirbelsäule bezeichnet es die Richtung nach hinten zum Schweif des Pferdes.

thorakolumbal
Bezieht sich auf den Übergangsbereich zwischen Brust- und Lendenwirbelsäule. Dieser Bereich ist besonders relevant für die Kraftübertragung zwischen Vorder- und Hinterhand.

Zusammenfassung - 1. 1. Bewegungsapparat

- Das Kollagen im Pferdeknochen zeigt bei jungen Tieren eine hochorganisierte Anordnung der Fibrillen, die im Alter lockerer wird

- Der artikuläre Knorpel ist in drei funktionale Zonen aufgebaut, die nach der Benninghoff-Architektur angeordnet sind

- Das Suspensorium weist bei Standardbreds einen höheren Muskelanteil auf als bei Vollblütern

- Die paraspinalen Muskeln können durch Gliedmaßen- oder Wirbelsäulenverletzungen überlastet werden

- Der Transkriptionsfaktor Sox9 steuert maßgeblich die Entwicklung von Muskeln, Sehnen und Knochen

- Die unbeschlagene Hufwand dämpft Vibrationen besser als die beschlagene

- Der Frosch fungiert als natürliche Pumpe für die Blutzirkulation im Bein

- Ganzkörpervibrationsplatten haben keinen signifikanten Einfluss auf das Hufwachstum

- Die juxta-vertebralen Muskeln ermöglichen eine kontinuierliche Anpassung der Wirbelsäulenposition

- Beim Arbeiten auf einem Kreis nimmt die laterale Biegung der Wirbelsäule um 3,6-3,75° zu

- Die dorsoventralen Bewegungen der thorakolumbalen Zwischenwirbelgelenke rotieren um den Mittelpunkt des kaudalen Wirbelkörpers

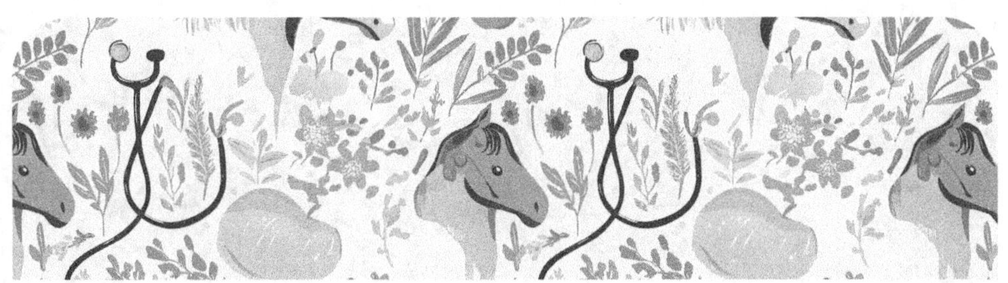

1. 2. Organsysteme

ie komplexen Organsysteme des Pferdes bilden die Grundlage für dessen bemerkenswerte Leistungsfähigkeit und Gesundheit. Doch wie arbeiten diese verschiedenen Systeme zusammen? Welche spezifischen Anpassungen haben sich im Laufe der Evolution entwickelt? Und welche Bedeutung haben diese Besonderheiten für die tägliche Pflege und das Training? Von der einzigartigen Atmung als obligater Nasenatmer über den hochspezialisierten Verdauungstrakt bis hin zum leistungsstarken Herz-Kreislauf-System - jedes Organsystem erfüllt spezifische Aufgaben und steht dabei in ständiger Wechselwirkung mit den anderen Systemen. Das Nervensystem koordiniert diese komplexen Abläufe, während das Hormonsystem für die feine Abstimmung der verschiedenen Körperfunktionen sorgt. Das Verständnis dieser Organsysteme und ihrer Zusammenhänge ist nicht nur für Tierärzte relevant, sondern bildet die Basis für eine artgerechte Haltung und effektive Gesundheitsvorsorge. Die folgenden Abschnitte beleuchten die einzelnen Organsysteme im Detail und zeigen auf, wie dieses Wissen in der Praxis genutzt werden kann.

„Als obligate Nasenatmer können Pferde ausschließlich durch die Nase atmen, da der Weg zwischen Mund und Lungen anatomisch blockiert ist."

1. 2. 1. Atmungsorgane

Das Atmungssystem des Pferdes ist ein hochkomplexes und leistungsfähiges Organsystem, das für die Versorgung des Körpers mit lebensnotwendigem Sauerstoff und die Abgabe von Kohlendioxid verantwortlich ist [s20]. Als obligate Nasenatmer können Pferde ausschließlich durch die Nase atmen, da der Weg zwischen Mund und Lungen anatomisch blockiert ist - eine wichtige Schutzfunktion, die verhindert, dass Nahrung in die Lungen gelangt [s21].

Der Atemtrakt gliedert sich in einen oberen und einen unteren Abschnitt [s22]. Der obere Atemtrakt beginnt mit den Nüstern, die durch ihre bewegliche Knorpelstruktur besonders während intensiver Belastung eine optimale Luftaufnahme ermöglichen [s20]. Pferdebesitzer sollten daher bei der Untersuchung ihrer Tiere auf die uneingeschränkte Beweglichkeit der Nüstern achten. Die eingeatmete Luft

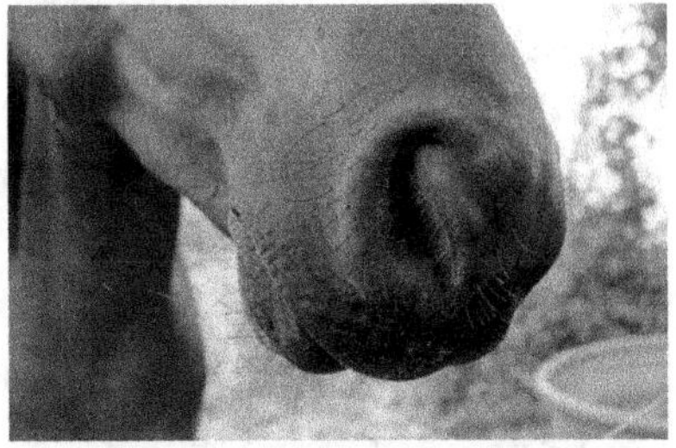

Nüstern [i7]

passiert anschließend die Nasenhöhlen mit ihren Nasenmuscheln, die Nasennebenhöhlen, den <u>Nasopharynx</u> (Nasenrachenraum) und den Kehlkopf [s23]. In der Nasenhöhle wird die Atemluft durch die stark durchblutete Schleimhaut erwärmt, befeuchtet und gefiltert [s24]. Diese Aufbereitung der Atemluft ist essentiell für die Gesunderhaltung der empfindlichen Lungenstrukturen. Stallbesitzer sollten daher auf eine staubarme Umgebung und gute Belüftung achten, um die natürlichen Reinigungsmechanismen nicht zu überfordern. Der untere Atemtrakt besteht aus der Luftröhre (<u>Trachea</u>) und den Lungen [s23]. Die Trachea ist ein flexibles Rohr aus Knorpelringen, das sich zu den Bronchien verzweigt [s20]. Diese Struktur kann bei forcierter Einatmung zum Kollaps neigen, weshalb bei Atemproblemen eine tierärztliche Untersuchung unerlässlich ist.

Die Hauptfunktion der Lunge ist der Gasaustausch in den <u>Alveolen</u> (Lungenbläschen), wo Sauerstoff ins Blut aufgenommen und Kohlendioxid abgegeben wird [s20]. Diese Funktion ist besonders für die sportliche Leistungsfähigkeit von entscheidender Bedeutung. Trainier sollten daher bei Leistungseinbußen ihrer Pferde immer auch an mögliche Atemwegsprobleme denken. Atemwegserkrankungen können

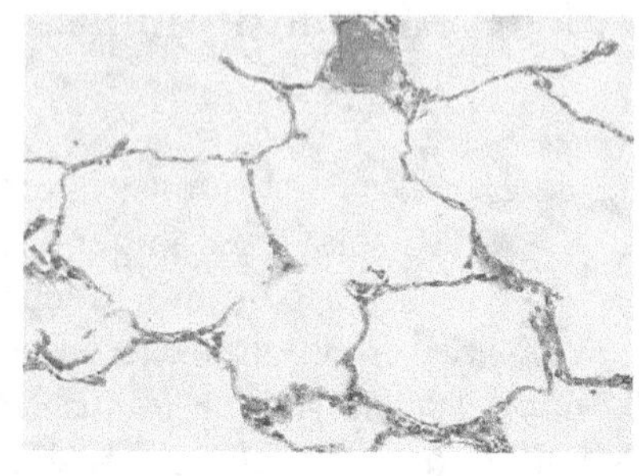

Alveolen [i8]

sich durch verschiedene Symptome äußern: Atemgeräusche, Leistungsschwäche, Nasenausfluss, Mundgeruch, Schwellungen im Gesicht oder Hals, Appetitlosigkeit, erhöhte Körpertemperatur und erhöhte Atemfrequenz sind wichtige Warnsignale [s22]. Bei solchen Anzeichen sollte umgehend ein Tierarzt konsultiert werden, der verschiedene diagnostische Verfahren wie digitale Radiographie, Ultraschall oder Endoskopie einsetzen kann [s22]. Die Erkrankungen können sowohl infektiöser (viral oder bakteriell) als auch nicht-infektiöser Natur sein [s23]. Präventive Maßnahmen wie regelmäßige Impfungen, optimale Stallhygiene und angemessene Belüftung sind daher von großer Bedeutung. Besitzer sollten zudem auf eine staubfreie Einstreu und qualitativ hochwertiges, staubarmes Heu achten. Die Atemmuskulatur, bestehend aus Zwerchfell und Zwischenrippenmuskulatur, wird vom autonomen Nervensystem gesteuert [s20]. Eine gesunde Atemfrequenz in Ruhe liegt bei erwachsenen Pferden bei 8-16 Atemzügen pro Minute. Pferdehalter sollten diese regelmäßig kontrollieren, da Abweichungen frühe Hinweise auf gesundheitliche Probleme geben können.

Glossar

Alveole

Mikroskopisch kleine, traubenförmige Luftsäckchen mit einer
Gesamtoberfläche von etwa 2500 Quadratmetern beim erwachsenen
Pferd

Nasopharynx

Ein wichtiger Verbindungsraum zwischen Nase und Rachen, der
beim Pferd etwa 15 cm lang ist und eine besondere
Schleimhautauskleidung besitzt

Trachea

Ein etwa 70-80 cm langer Atemweg beim erwachsenen Pferd, der
aus 50-60 hufeisenförmigen Knorpelringen besteht

1. 2. 2. Verdauungstrakt

er Verdauungstrakt des Pferdes ist ein hochspezialisiertes System, das optimal an die Verdauung pflanzlicher Nahrung angepasst ist. Als Pflanzenfresser und Hinterdarmfermentierer verfügen Pferde über anatomische und physiologische Besonderheiten, die eine effiziente Verwertung faserreicher Nahrung ermöglichen [s25]. Die Verdauung beginnt bereits im Maul, wo bewegliche, kräftige Lippen und spezialisierte Zähne das Futter aufnehmen und zerkleinern [s25]. Pferdebesitzer sollten daher regelmäßige zahnmedizinische Kontrollen durchführen lassen, da Zahnprobleme die Futteraufnahme erheblich beeinträchtigen können. Das zerkleinerte Futter wird durch die Speiseröhre in den verhältnismäßig kleinen Magen transportiert, der nur 8-16 Liter fasst [s26]. Diese geringe Kapazität erfordert eine angepasste Fütterungsstrategie: Statt weniger großer Mahlzeiten sollten mehrere kleine Portionen über den Tag verteilt angeboten werden, um Verdauungsstörungen vorzubeugen [s27]. Im Magen beginnt die enzymatische Verdauung, unterstützt durch spezielle Strukturen wie <u>submuköse Schleimdrüsen</u> entlang der größeren Krümmung [s28]. Der Dünndarm, bestehend aus <u>Duodenum</u>, <u>Jejunum</u> und <u>Ileum</u>, ist der Hauptort der Nährstoffabsorption [s27]. Das Duodenum ist durch ein kurzes <u>Mesenterium</u> auf der rechten Körperseite fixiert, was es vor Verlagerungen schützt - eine wichtige anatomische Anpassung [s26].

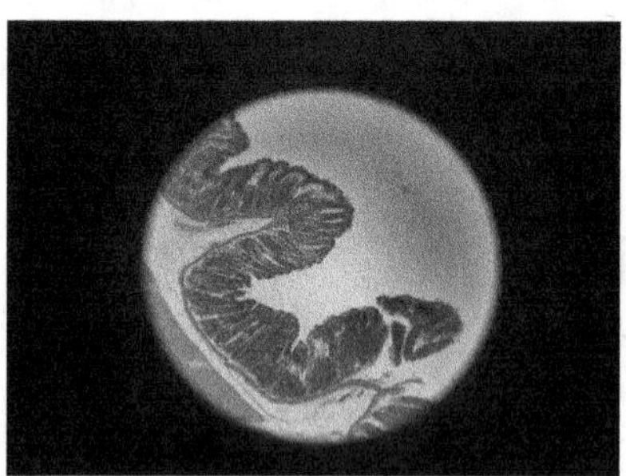

Hinterdarm [i9]

Besonders bemerkenswert ist die Bedeutung des Hinterdarms für die Verdauung. Der Blinddarm, mit einem Fassungsvermögen von etwa 30 Litern, fungiert als großer Fermentationstank [s26]. Hier findet die mikrobielle Verdauung statt, bei der eine komplexe Gemeinschaft aus Bakterien und Pilzen die Pflanzenfasern abbaut [s29]. Diese Mikroorganismen produzieren wichtige B-Vitamine und flüchtige Fettsäuren, die 60-

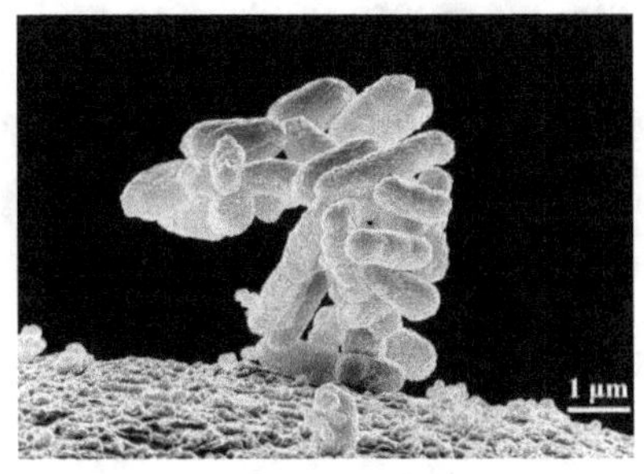

Mikroorganismen [i10]

70% des täglichen Energiebedarfs des Pferdes decken [s29]. Um diese wichtige Funktion zu unterstützen, sollten Pferdehalter auf eine ausreichende Raufuttergabe achten und Futterumstellungen nur langsam vornehmen.

Der Dickdarm mit seinen verschiedenen Abschnitten - rechter und linker ventraler sowie dorsaler Dickdarm - ist ein komplexes System, in dem der Nahrungsbrei 36-48 Stunden fermentiert wird [s29]. Die Pilzvielfalt ist im Hinterdarm besonders ausgeprägt, wobei anaerobe Pilze eine Schlüsselrolle beim Aufschluss der Zellulose spielen [s30]. Diese Mikroorganismen verfügen über spezielle Enzyme (Endoglucanasen, Exoglucanasen und β-Glucosidasen), die synergistisch zusammenarbeiten, um pflanzliche Zellwände aufzuschließen

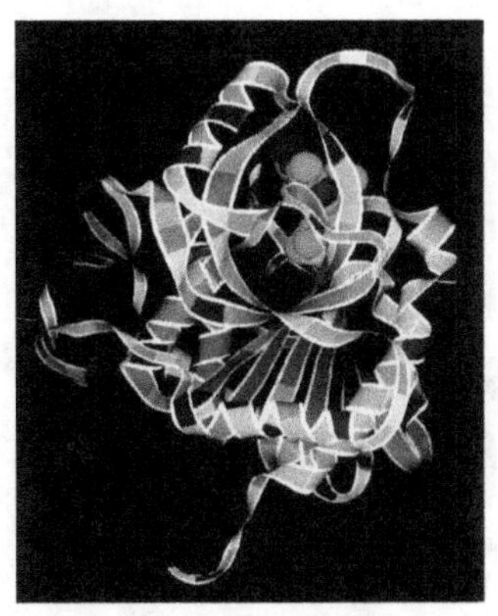

Enzyme [i11]

[s29]. Aufgrund dieser komplexen Anatomie können verschiedene Verdauungsstörungen auftreten. Besonders anfällig ist der Übergang zwischen linkem ventralem Dickdarm und Beckenbogen, wo sich häufig Verstopfungen bilden können [s26]. Pferdehalter sollten daher auf Anzeichen wie reduzierte Futteraufnahme, veränderten Kotabsatz oder Koliksymptome achten und im Zweifelsfall tierärztliche Hilfe hinzuziehen. Die Ernährung hat einen erheblichen Einfluss auf die Zusammensetzung der Darmmikrobiota und damit auf die Verdauungseffizienz [s29]. Eine ballaststoffreiche Ernährung fördert die fibrolytische Kapazität des Darms. Da der kleine Pferdemagen die Futteraufnahme limitiert, kann es bei hohem

Energiebedarf notwendig sein, zusätzlich Kraftfutter zu verabreichen [s27]. Dies sollte jedoch stets in kleinen Portionen und unter Berücksichtigung ausreichender Kauzeiten erfolgen.

Glossar

Duodenum

Der erste Abschnitt des Dünndarms, auch Zwölffingerdarm genannt, der wichtige Verdauungsenzyme aus der Bauchspeicheldrüse und Galle aus der Leber aufnimmt

Ileum

Der letzte Abschnitt des Dünndarms, auch Krummdarm genannt, der besonders wichtig für die Aufnahme von Vitamin B12 und Gallensäuren ist

Jejunum

Der mittlere Abschnitt des Dünndarms, auch Leerdarm genannt, der sich durch besonders viele Darmzotten zur Nährstoffaufnahme auszeichnet

Mesenterium

Eine Gewebestruktur aus Bindegewebe, die Organe im Bauchraum aufhängt und mit Blutgefäßen und Nerven versorgt

submuköse Schleimdrüsen

Spezielle Drüsen unter der Magenschleimhaut, die schützenden Schleim und Bikarbonat produzieren, um die Magenwand vor der Magensäure zu schützen

1. 2. 3. Herz-Kreislauf-System

Das Herz-Kreislauf-System des Pferdes ist ein beeindruckendes Beispiel für evolutionäre Anpassung an hohe athletische Leistungen. Mit einem Herzen, das etwa 13-mal größer ist als das eines erwachsenen Menschen [s31], verfügt das Pferd über eine außergewöhnliche kardiovaskuläre Kapazität. Diese anatomische Besonderheit ermöglicht es Pferden, sich schnell von Ruhephasen auf intensive Belastungssituationen umzustellen. Während des Trainings zeigt sich die erstaunliche Anpassungsfähigkeit des equinen Herz-Kreislauf-Systems besonders deutlich. Die Sauerstoffaufnahme kann sich bei submaximaler Belastung um das 35-fache erhöhen [s32]. Dabei steigt die Herzfrequenz proportional zur Arbeitsbelastung an, ohne dass es zu einer Verringerung des Schlagvolumens kommt - eine bemerkenswerte Leistung, wenn man bedenkt, dass die Herzfrequenz während intensiver Belastung das Sechs- bis Siebenfache des Ruhewerts erreichen kann [s32]. Verschiedene physiologische Mechanismen unterstützen diese Leistungsfähigkeit: Die Milzkontraktion setzt zusätzliche rote Blutkörperchen frei, der venöse Rückfluss wird gesteigert, und die Kontraktionsfähigkeit des Herzmuskels erhöht sich [s32]. Ein erfahrener Trainer wird diese natürlichen Anpassungsmechanismen durch ein systematisches Konditionstraining optimal nutzen. Dabei sollte die Belastungssteigerung graduell erfolgen, um dem Herz-Kreislauf-System Zeit zur Adaptation zu geben. Interessanterweise ist das equine Herz-Kreislauf-System im Vergleich zu anderen Organsystemen relativ selten von Erkrankungen betroffen [s33]. Dennoch können Herzgeräusche und Arrhythmien bei Reitpferden auftreten [s34]. Für Pferdebesitzer und Trainer ist es wichtig zu wissen, dass nicht jedes Herzgeräusch krankhaft ist - die Unterscheidung zwischen physiologischen und pathologischen Geräuschen erfordert jedoch spezialisierte veterinärmedizinische Expertise. Die moderne Pferdekardiologie verfügt über ein breites Spektrum diagnostischer Möglichkeiten. Veterinärkardiologen setzen verschiedene Untersuchungsmethoden ein, darunter Echokardiographie, Elektrokardiographie, Blutdruckmessung und Holter-Monitoring [s35]. Bei Leistungseinbrüchen oder auffälligen Verhaltensänderungen sollten Besitzer nicht zögern, eine kardiologische Abklärung durchführen zu lassen. Regelmäßiges Training führt zu positiven Anpassungen des Herz-Kreislauf-Systems. Nach einem systematischen Trainingsprogramm können Pferde bei gleicher submaximaler Herzfrequenz höhere Arbeitsleistungen erbringen [s32]. Dies wird unter anderem durch eine verbesserte <u>Kapillarisierung</u> der Muskulatur und eine effizientere Sauerstoffdiffusion erreicht. Trainer sollten daher Wert auf ein ausgewogenes Konditionstraining legen und die Herzfrequenz als wichtigen Parameter zur Belastungssteuerung nutzen. Die Überwachung der Herzgesundheit sollte Teil des routinemäßigen Gesundheitsmanagements sein. Früherkennung und geeignete Therapie von Herzkrankheiten können die Lebensqualität und -erwartung des Pferdes deutlich verbessern [s35]. Besitzer sollten regelmäßige kardiologische Checks in ihre Gesundheitsvorsorge integrieren, besonders bei älteren Pferden oder Sportpferden im intensiven Training. Ein besonderes Augenmerk sollte auf die Prävention gelegt werden. Dazu gehören eine ausgewogene Ernährung, regelmäßige aber nicht überfordernde Bewegung und die Vermeidung von übermäßigem Stress. Bei der Arbeit mit dem Pferd sollten ausreichende Aufwärm- und Abkühlphasen eingehalten werden, um das Herz-Kreislauf-System schonend an die Belastung anzupassen und danach wieder zur Ruhe kommen zu lassen.

Glossar

Echokardiographie

Ein bildgebendes Ultraschallverfahren zur Untersuchung des
Herzens, das die Darstellung von Herzstrukturen, Klappenfunktion
und Blutfluss in Echtzeit ermöglicht

Elektrokardiographie

Eine Methode zur Aufzeichnung der elektrischen Aktivität des
Herzens, die Rhythmusstörungen und Herzmuskelerkrankungen
erkennen kann

Holter-Monitoring

Eine tragbare Langzeit-EKG-Aufzeichnung über 24 Stunden oder
länger, die Herzrhythmusstörungen während normaler
Tagesaktivitäten des Pferdes erfasst

Kapillarisierung

Die Ausbildung feiner Blutgefäße im Gewebe, die den Sauerstoff-
und Nährstoffaustausch zwischen Blut und Zellen ermöglichen

1. 2. 4. Nervensystem

Das Nervensystem des Pferdes ist ein hochkomplexes Steuerungssystem, das sämtliche Körperfunktionen koordiniert und reguliert. Als eines der primären Organsysteme ist es zusammen mit dem Bewegungsapparat und dem Verdauungssystem besonders häufig von Erkrankungen betroffen [s36].

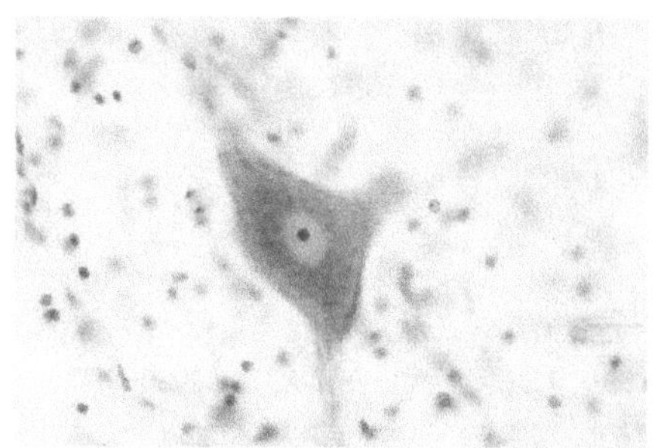

Nervensystem [i12]

Eine zentrale Rolle spielt die Blut-Hirn-Schranke, die den kontrollierten Stoffaustausch zwischen Blut und Gehirn gewährleistet. Diese wird von speziellen <u>Endothelzellen</u> gebildet, die durch besonders dichte Verbindungen den unkontrollierten Durchgang von Substanzen verhindern [s37]. Pferdebesitzer sollten wissen, dass diese Barriere zwar lebenswichtig ist, bei der Medikamentengabe aber auch eine Herausforderung darstellen kann, da nicht

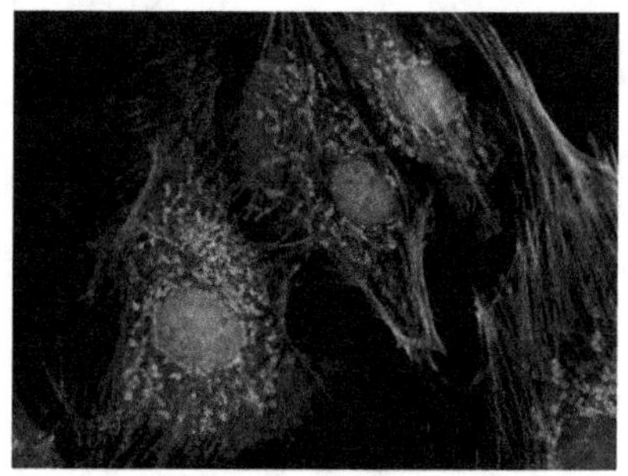

Endothelzellen [i13]

alle Wirkstoffe diese Schranke passieren können. Das Nervensystem gliedert sich in das zentrale Nervensystem (Gehirn und Rückenmark) und das periphere Nervensystem mit seinen zwölf Hirnnervenpaaren [s38]. Diese komplexe Struktur ermöglicht die präzise Steuerung aller Körperfunktionen - von der Bewegungskoordination bis zur Schmerzwahrnehmung. Bei der täglichen Arbeit mit Pferden ist es wichtig, auf Anzeichen neurologischer Störungen zu achten: Koordinationsschwierigkeiten, veränderte Reaktionen auf Umweltreize oder ungewöhnliche Verhaltensänderungen können erste Warnsignale sein. Besonders interessant ist die Rolle des Nervensystems bei der Schmerzverarbeitung. Durch gezielte Stimulation von Nerven und Nervenimpulsen kann eine Schmerzlinderung erreicht werden [s39]. Dies macht man sich beispielsweise bei der Physiotherapie zunutze, wo kontrollierte Kräfte eingesetzt werden, um therapeutische Reaktionen durch Veränderungen in der Gelenkstruktur und Muskelfunktion zu erzielen.

Die Astrozyten und Perizyten spielen eine wichtige Rolle bei der Aufrechterhaltung der neurovaskulären Einheit [s37]. Sie unterstützen die Blut-Hirn-Schranke bei der Regulation der Ionenhomöostase und Nährstoffversorgung des Gehirns. Für Pferdehalter ist es wichtig zu verstehen, dass Störungen dieser empfindlichen Balance zu neurologischen Symptomen führen können. Bei der Beurteilung der Pferdegesundheit sollte immer auch die

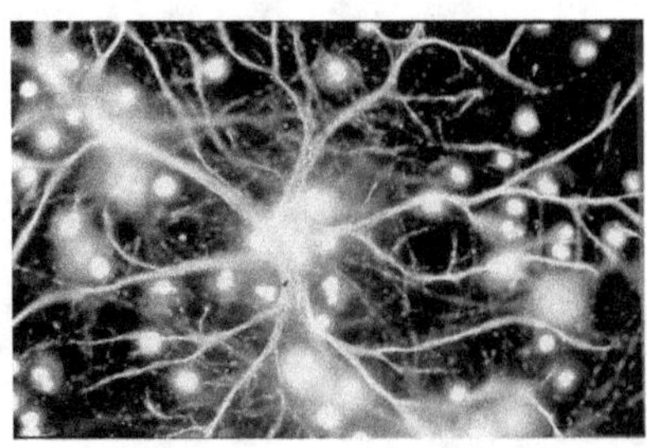

Astrozyten [i14]

neurologische Komponente berücksichtigt werden. Regelmäßige Checks durch den Tierarzt können dabei helfen, neurologische Probleme frühzeitig zu erkennen. Ein besonderes Augenmerk sollte auf die Koordination, das Gleichgewicht und die Reaktionsfähigkeit des Pferdes gelegt werden. Die enge Beziehung zwischen der Wirbelsäulenstruktur und der neurologischen Funktion [s39] verdeutlicht, wie wichtig eine gute Rückengesundheit für das gesamte Nervensystem ist. Pferdebesitzer sollten daher auf eine korrekte Sattelanpassung und ausgewogenes Training achten, um Fehlbelastungen der Wirbelsäule zu vermeiden. Präventive Maßnahmen wie regelmäßige Bewegung, ausgewogene Ernährung und Vermeidung von übermäßigem Stress können dazu beitragen, die Gesundheit des Nervensystems zu erhalten. Bei der Ausbildung und im Training sollte auf eine schrittweise Steigerung der Anforderungen geachtet werden, um das Nervensystem nicht zu überfordern.

Glossar

Astrozyt
Sternförmige Zellen im Gehirn und Rückenmark, die als Stützzellen
fungieren und am Stofftransport sowie der Signalübertragung
beteiligt sind

Endothelzelle
Spezielle Zellen, die die innerste Schicht der Blutgefäße auskleiden
und selektiv Stoffe durchlassen

Ionenhomöostase
Aufrechterhaltung eines ausgewogenen Verhältnisses von elektrisch
geladenen Teilchen (Ionen) im Körper

Perizyt
Kleine Zellen, die die Blutgefäße im Gehirn umgeben und deren
Durchlässigkeit regulieren

1. 2. 5. Hormonsystem

Das Hormonsystem des Pferdes ist ein faszinierendes Netzwerk aus endokrinen Drüsen, die über Hormonsignale im Blut miteinander kommunizieren und lebenswichtige Körperfunktionen steuern [s40]. Als zentrales Steuerungsorgan fungiert dabei die <u>Hypophyse</u>, die zahlreiche Stoffwechsel- und Fortpflanzungsfunktionen reguliert [s41]. Eine besondere Bedeutung kommt der Hypothalamus-Hypophysen-Nebennieren-Achse (HPA) und der Schilddrüsenachse (HPT) zu. Diese Systeme spielen eine entscheidende Rolle bei Stressreaktionen und der hormonellen Regulation [s42]. Für Pferdebesitzer ist es wichtig zu verstehen, dass chronischer Stress diese Systeme aus dem Gleichgewicht bringen kann. Daher sollten sie auf eine stressarme Haltung und einen geregelten Tagesablauf achten. Mit zunehmendem Alter können verschiedene endokrine Störungen auftreten. Eine häufige Erkrankung ist die Dysfunktion der Hypophyse, die typischerweise ältere Pferde betrifft [s40]. Die Symptome sind vielfältig und können sich in einem veränderten Haarkleid, chronischen Infektionen, vermehrtem Schwitzen sowie erhöhtem Durst und Urinproduktion äußern. Aufmerksame Pferdebesitzer sollten bei diesen Anzeichen einen Tierarzt konsultieren. Ein weiteres bedeutendes Krankheitsbild ist das equine metabolische Syndrom, das Ähnlichkeiten mit dem metabolischen Syndrom beim Menschen aufweist [s43]. Es tritt häufig bei mittelalten Pferden auf und ist durch Insulinresistenz und erhöhtes Körperfett gekennzeichnet. Besonders gefährlich ist das erhöhte Risiko für Hufrehe. Präventiv sollten Besitzer auf eine ausgewogene Ernährung und regelmäßige Bewegung achten. Die Diagnose endokriner Störungen erfolgt durch verschiedene Hormontests, wobei zu beachten ist, dass diese nicht immer hundertprozentig genau sind [s40]. Bei Verdacht auf eine Hypophysendysfunktion wird häufig der <u>ACTH</u>-Spiegel gemessen [s41]. Die Behandlung richtet sich nach der jeweiligen Störung - während die Hypophysendysfunktion meist medikamentös mit <u>Dopaminrezeptoragonisten</u> behandelt wird, steht beim metabolischen Syndrom die Anpassung von Ernährung und Bewegung im Vordergrund [s43]. Interessanterweise zeigen bestimmte Pferderassen eine genetische Prädisposition für endokrine Störungen [s43]. Besitzer dieser Rassen sollten besonders aufmerksam auf erste Anzeichen achten und gegebenenfalls frühzeitig präventive Maßnahmen ergreifen. Das Hormonsystem spielt auch eine zentrale Rolle bei der Regulation von Stoffwechsel, Wachstum und Verdauung [s44]. Für eine optimale Funktion ist eine ausgewogene Ernährung essentiell. Pferdehalter sollten auf eine bedarfsgerechte Fütterung achten und Übergewicht vermeiden, da dies das Risiko für hormonelle Störungen erhöht. Ein wichtiger Aspekt der hormonellen Regulation sind die Urocortine (Ucns), die zur Familie der Corticotropin-releasing Hormone gehören [s42]. Sie sind in verschiedenen endokrinen Drüsen nachweisbar und beeinflussen über komplexe Signalwege verschiedene physiologische Prozesse. Diese Erkenntnisse helfen beim Verständnis hormoneller Störungen und deren Behandlung.

Glossar

ACTH
Adrenocorticotropes Hormon - ein von der Hypophyse produziertes Hormon, das die Produktion von Stresshormonen in den Nebennieren anregt

Dopaminrezeptoragonist
Medikamente, die die Wirkung des Nervenbotenstoffs Dopamin nachahmen und dadurch bestimmte Hormonausschüttungen regulieren können

Hypophyse
Eine etwa haselnussgroße Hormondrüse am Gehirnboden, die auch als Hirnanhangdrüse bezeichnet wird und als übergeordnete Steuerungszentrale für andere Hormondrüsen fungiert

Urocortin
Eine Gruppe von Botenstoffen, die besonders bei der Stressanpassung und Energieregulation eine wichtige Rolle spielen und eng mit dem Immunsystem zusammenarbeiten

Zusammenfassung - 1. 2. Organsysteme

- Pferde sind obligate Nasenatmer, da der Weg zwischen Mund und Lungen anatomisch blockiert ist
- Die Nasenhöhle erwärmt, befeuchtet und filtert die Atemluft durch stark durchblutete Schleimhaut
- Die Trachea kann bei forcierter Einatmung zum Kollaps neigen
- Die Atemfrequenz in Ruhe liegt bei erwachsenen Pferden bei 8-16 Atemzügen pro Minute
- Der kleine Pferdemagen fasst nur 8-16 Liter, was mehrere kleine Futterportionen über den Tag erfordert
- Der Blinddarm hat ein Fassungsvermögen von etwa 30 Litern und fungiert als Fermentationstank
- Flüchtige Fettsäuren aus der mikrobiellen Verdauung decken 60-70% des täglichen Energiebedarfs
- Der Nahrungsbrei wird 36-48 Stunden im Dickdarm fermentiert
- Das Pferdeherz ist etwa 13-mal größer als das eines erwachsenen Menschen
- Die Sauerstoffaufnahme kann sich bei submaximaler Belastung um das 35-fache erhöhen
- Die Milzkontraktion setzt bei Belastung zusätzliche rote Blutkörperchen frei
- Astrozyten und Perizyten unterstützen die Blut-Hirn-Schranke bei der Regulation der Ionenhomöostase
- Die Hypophyse fungiert als zentrales Steuerungsorgan des Hormonsystems
- Urocortine beeinflussen über komplexe Signalwege verschiedene physiologische Prozesse
- Bestimmte Pferderassen zeigen genetische Prädispositionen für endokrine Störungen

1. 3. Stoffwechselprozesse

Wie funktioniert der komplexe Stoffwechsel eines Pferdes und welche Faktoren beeinflussen die verschiedenen metabolischen Prozesse? Was geschieht im Körper eines Pferdes, wenn es zwischen Ruhephasen und plötzlicher Höchstleistung wechselt? Diese Fragen beschäftigen nicht nur Wissenschaftler, sondern sind auch für Pferdehalter von großer praktischer Bedeutung. Der Stoffwechsel eines Pferdes umfasst ein faszinierendes Zusammenspiel verschiedener Systeme - vom Energiehaushalt über den Mineralstoffwechsel bis hin zur Vitaminversorgung und Wasserregulation. Jeder dieser Bereiche folgt eigenen Gesetzmäßigkeiten und steht doch in enger Verbindung mit den anderen. Störungen in einem Bereich können weitreichende Folgen für den gesamten Organismus haben. Das Verständnis dieser grundlegenden Stoffwechselprozesse ermöglicht es, Pferde artgerecht zu ernähren und gesundheitlichen Problemen vorzubeugen. Die folgenden Abschnitte beleuchten die einzelnen Aspekte des Stoffwechsels und zeigen auf, wie dieses Wissen in der täglichen Praxis der Pferdehaltung angewendet werden kann.

„Die metabolische Flexibilität von Pferden beschreibt ihre Fähigkeit, zwischen verschiedenen Energiequellen wie Glukose und Fettsäuren zu wechseln - eine wichtige evolutionäre Anpassung, die es ihnen als Fluchttieren ermöglicht, schnell zwischen Ruhe- und Hochleistungsphasen umzuschalten.“

1. 3. 1. Energiehaushalt

Der Energiehaushalt eines Pferdes ist ein komplexes System, das maßgeblich über die Gesundheit und Leistungsfähigkeit des Tieres entscheidet. Die metabolische Flexibilität spielt dabei eine zentrale Rolle - sie beschreibt die Fähigkeit des Körpers, zwischen verschiedenen Energiequellen wie Glukose und Fettsäuren zu wechseln [s45]. Diese Anpassungsfähigkeit ist besonders wichtig, da Pferde als Fluchttiere evolutionär darauf ausgelegt sind, schnell zwischen Ruhe- und Hochleistungsphasen umschalten zu können. Ein Schlüsselenzym im Energiestoffwechsel ist die <u>Pyruvatdehydrogenase</u> (PDC), die die Umwandlung von Pyruvat in Acetyl-CoA steuert und damit Fett- und Zuckerstoffwechsel verbindet [s45]. Bei gut genährten, gesunden Pferden arbeitet dieses Enzym mit hoher Aktivität. Wird jedoch weniger Energie aufgenommen, reduziert sich seine Aktivität, um die Glukosesynthese zu ermöglichen - ein wichtiger Adaptionsmechanismus zur Aufrechterhaltung eines stabilen Blutzuckerspiegels. Die Mikroorganismen im Pferdemagen spielen ebenfalls eine wichtige Rolle beim Energiestoffwechsel [s46]. Sie helfen bei der Aufspaltung von Nährstoffen und tragen zur Energiegewinnung bei. Interessanterweise zeigen verschiedene Pferderassen Unterschiede in ihren Stoffwechselwegen, was bei der Fütterung berücksichtigt werden sollte. Bewegung hat einen signifikanten Einfluss auf den Energiehaushalt. Während körperlicher Aktivität wird verstärkt <u>N-lactoyl-phenylalanine</u> (Lac-Phe) produziert [s47], ein Signalmolekül, das die Nahrungsaufnahme reguliert und Übergewicht entgegenwirkt. Dies erklärt, warum regelmäßige Bewegung nicht nur den Energieverbrauch steigert, sondern auch das Fressverhalten positiv beeinflusst. Für die Praxis bedeutet dies: 1. Die Fütterung sollte an die individuelle Situation des Pferdes angepasst werden. Ein Turnierpferd hat andere Energiebedürfnisse als ein Freizeitpferd [s48]. Als Faustregel gilt: Je höher die Leistungsanforderung, desto energiereicher muss die Ration sein. 2. Regelmäßige Bewegung ist essentiell für einen gesunden Energiestoffwechsel. Dabei sollten Trainingseinheiten langsam gesteigert werden, um dem Stoffwechsel Zeit zur Anpassung zu geben [s49]. 3. Bei der Rationsgestaltung muss die <u>metabolische Flexibilität</u> berücksichtigt werden. Eine ausgewogene Mischung aus Kohlenhydraten und Fetten ist wichtig, wobei Raufutter die Basis bilden sollte [s50]. Stoffwechselstörungen wie Insulinresistenz können zu einer metabolischen Inflexibilität führen [s45]. In solchen Fällen ist die

PDC-Aktivität oft gestört, was zu Problemen bei der Energieverwertung führt. Hier sind besondere Fütterungsstrategien erforderlich, die den Blutzuckerspiegel möglichst stabil halten. Die <u>neuroendokrine Regulation</u> spielt eine wichtige Rolle bei der Steuerung des Energiehaushalts [s50]. Hormone wie Insulin und Glukagon koordinieren dabei die Energiespeicherung und -freisetzung. Ein gestörtes hormonelles Gleichgewicht kann zu Stoffwechselproblemen führen.

Für ein optimales Energiemanagement empfiehlt sich:
- Regelmäßige Kontrolle des Körpergewichts
- Anpassung der Futterration an Leistung und Gesundheitszustand
- Ausreichend Bewegung in allen Gangarten
- Vermeidung langer Fresspausen
- Bei Leistungspferden: Ergänzung mit speziellen Energiefuttermitteln

Die Überwachung des Energiehaushalts ist besonders wichtig bei:
- Trächtigen Stuten
- Wachsenden Fohlen
- Sportpferden in intensivem Training
- Älteren Pferden
- Pferden mit Stoffwechselerkrankungen

Ein gesunder Energiehaushalt ist die Grundlage für Leistungsfähigkeit und Wohlbefinden des Pferdes. Das Zusammenspiel von Fütterung, Bewegung und individueller Stoffwechselsituation muss dabei stets im Auge behalten werden.

Glossar

metabolische Flexibilität
Eine evolutionär entwickelte Anpassungsfähigkeit des
Stoffwechsels, die es Organismen ermöglicht, je nach Verfügbarkeit
unterschiedliche Energiequellen effizient zu nutzen.

neuroendokrine Regulation
Ein komplexes Zusammenspiel von Nerven- und Hormonsystem
zur Steuerung von Körperfunktionen. Erfolgt über spezialisierte
Zellen, die sowohl als Nervenzellen als auch als
hormonproduzierende Zellen fungieren.

N-lactoyl-phenylalanine
Ein Botenstoff, der während körperlicher Aktivität aus der
Aminosäure Phenylalanin und Milchsäure gebildet wird. Spielt eine
wichtige Rolle bei der Appetitregulation nach dem Sport.

Pyruvatdehydrogenase
Ein Enzymkomplex, der aus mehreren Untereinheiten besteht und in
den Mitochondrien der Zellen lokalisiert ist. Störungen dieses
Enzyms können zu schwerwiegenden Stoffwechselerkrankungen
führen.

1. 3. 2. Mineralstoffwechsel

Der Mineralstoffwechsel beim Pferd ist ein komplexes System, das für zahlreiche lebenswichtige Funktionen im Körper verantwortlich ist. Obwohl Mineralstoffe nur einen kleinen Teil der Ernährung ausmachen, sind sie an nahezu allen physiologischen Prozessen beteiligt und unverzichtbare Bestandteile von Aminosäuren, Hormonen und Vitaminen [s51].

Besonders wichtig ist das Zusammenspiel von Calcium und Phosphor. Calcium, von dem sich 99% im Skelett befindet [s52], muss im Verhältnis von etwa 1,5:1 zu Phosphor aufgenommen werden [s53]. Ein praktisches Beispiel verdeutlicht die Bedeutung: Ein 500 kg schweres Pferd benötigt täglich etwa 30g Calcium und 20g Phosphor. Während der Calciumbedarf meist durch qualitativ hochwertiges Heu gedeckt werden kann, ist bei intensiver Nutzung oder während des Wachstums häufig eine gezielte Mineralstoffergänzung notwendig. Die Elektrolyte Natrium und Kalium spielen eine zentrale Rolle bei der Regulation des Flüssigkeitshaushalts und der Nervenreizleitung [s54]. Bei starkem Schwitzen, beispielsweise nach intensivem Training oder an heißen Sommertagen, sollten Pferdebesitzer besonders auf die Elektrolytversorgung achten. Ein praktischer Tipp: Nach schweißtreibender Arbeit kann eine Elektrolytpaste oder -lösung verabreicht werden, um Verluste auszugleichen.

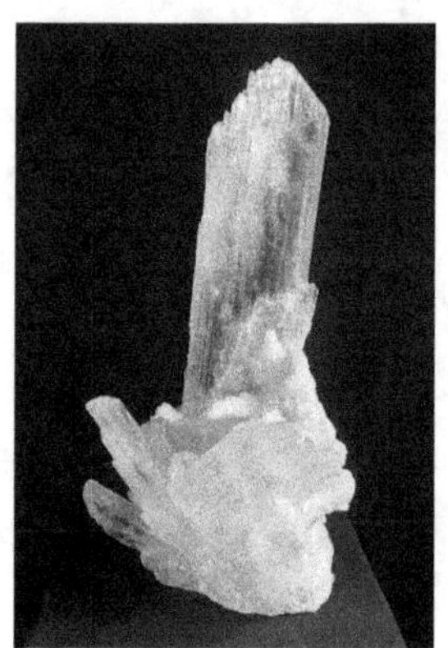

Calcium [i15]

Spurenelemente wie Zink, Kupfer, Mangan und Selen sind essentiell für verschiedene Stoffwechselprozesse [s55]. Zink beispielsweise unterstützt die Huf- und Fellqualität, während Kupfer für das Immunsystem wichtig ist [s53]. Ein Mangel zeigt sich oft erst nach Wochen oder Monaten, etwa durch brüchige Hufe oder stumpfes Fell. Daher empfiehlt sich eine regelmäßige Überprüfung der Mineralstoffversorgung, besonders bei:
- Zuchtpferden
- Sportpferden im Training
- Pferden mit Stoffwechselerkrankungen
- Seniorpferden

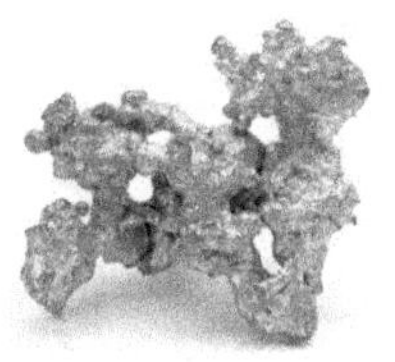

Kupfer [i16]

Die Bioverfügbarkeit der Mineralstoffe spielt eine entscheidende Rolle. Interessanterweise hat sich gezeigt, dass Luzerne besonders gute Biosorptionseigenschaften für verschiedene Mineralien aufweist [s51]. Dies macht sie zu einer wertvollen Komponente in der Pferdefütterung, besonders für Pferde mit

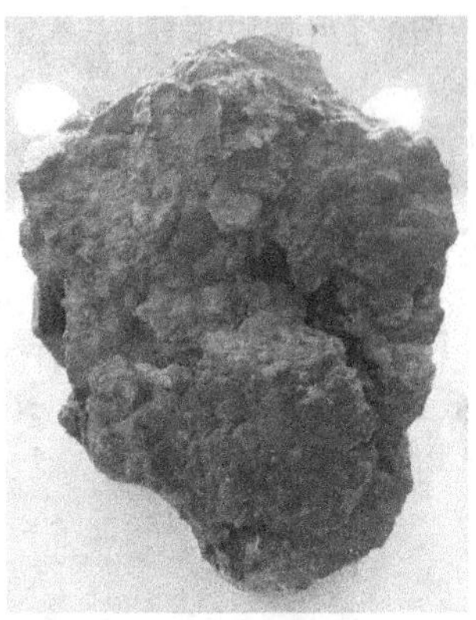

Mangan [i17]

erhöhtem Mineralstoffbedarf. Jod ist ein weiteres wichtiges Spurenelement, das für die Produktion der Schilddrüsenhormone T3 und T4 benötigt wird [s53]. Diese steuern die Stoffwechselrate des gesamten Organismus. Ein praktischer Hinweis: In jodarmem Gebiet sollte auf eine ausreichende Supplementierung geachtet werden.

Für die optimale Mineralstoffversorgung empfiehlt sich:
- Regelmäßige Analyse des verwendeten Grundfutters
- Anpassung der Mineralstoffergänzung an individuelle Bedürfnisse
- Berücksichtigung regionaler Gegebenheiten (z.B. selenarme Böden)
- Beachtung der Wechselwirkungen zwischen verschiedenen Mineralstoffen

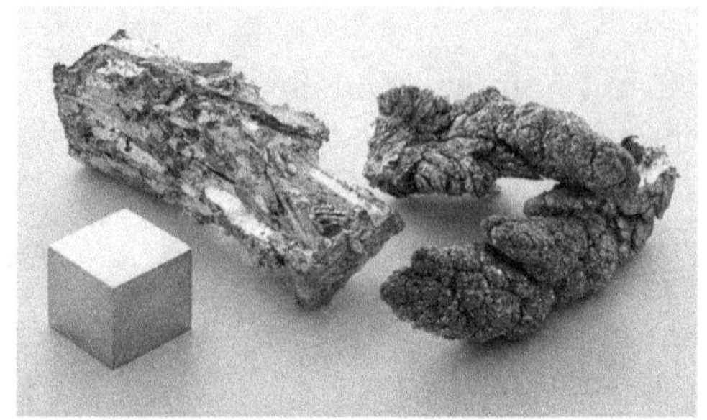

Zink [i18]

Vitamin D spielt eine besondere Rolle im Mineralstoffwechsel, da es die Aufnahme von Calcium und Phosphor aus dem Darm und deren Einbau in das Skelett reguliert [s52]. Dabei ist ausreichend Sonnenlicht wichtig für die Aktivierung des Vitamins. Ein praktischer Rat: Pferde sollten täglich Zugang zu Außenbereichen haben, idealerweise auch bei bedecktem Himmel.

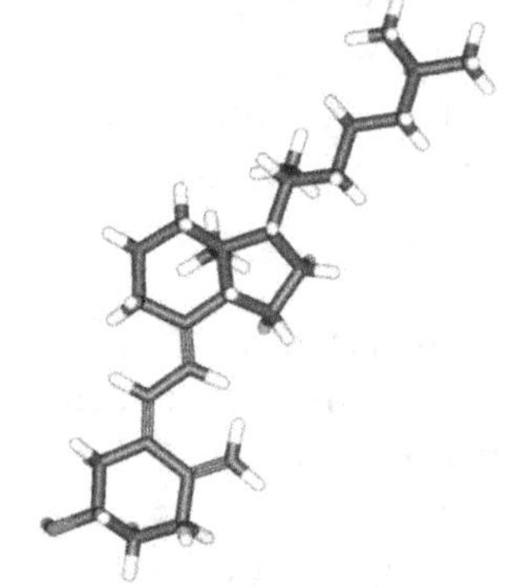

Vitamin D [i19]

Kobalt ist ein weiteres essentielles Spurenelement, das für die Bildung von Vitamin B12 durch die Darmflora benötigt wird [s53]. Dies unterstreicht die Bedeutung einer gesunden Darmflora für den gesamten Mineralstoffwechsel.

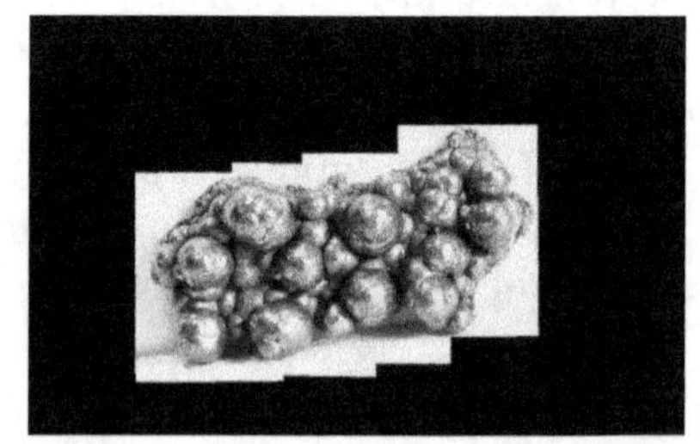

Kobalt [i20]

Glossar

Biosorption

Ein natürlicher Prozess, bei dem bestimmte Materialien oder Organismen Substanzen aus ihrer Umgebung aufnehmen und binden können. Bei Pflanzen bezeichnet es die Fähigkeit, Nährstoffe effizient aus dem Boden aufzunehmen.

Elektrolyt

Mineralische Verbindungen, die sich in Wasser in elektrisch geladene Teilchen aufspalten. Sie sind essentiell für die Muskelkontraktion und Wasserverteilung im Körper des Pferdes.

1. 3. 3. Vitaminbedarf

Der Vitaminbedarf von Pferden ist eng mit ihrer Gesundheit und Leistungsfähigkeit verbunden. Besonders Vitamin E spielt als essentieller Nährstoff eine zentrale Rolle für die neuromuskuläre Funktion [s56]. Als primäres Antioxidans verhindert es die <u>Lipidperoxidation</u> und stabilisiert Plasmamembranen [s57]. Die empfohlene Tagesdosis liegt bei 1-2 internationalen Einheiten pro Kilogramm Körpergewicht, wobei der Erhaltungsbedarf bei 50 IU/kg Trockenmasseaufnahme und der Wachstumsbedarf bei 80 IU/kg liegt [s57]. Frisches Grünfutter ist die beste natürliche Vitamin E-Quelle, allerdings sinkt der Gehalt beim Trocknungsprozess zu Heu drastisch ab [s56]. Pferdehalter sollten daher besonders bei Stallhaltung auf eine ausreichende Supplementierung achten. Ein praktischer Tipp: Vor Beginn einer Ergänzung empfiehlt sich eine Blutuntersuchung, da manche Pferde aufgrund genetischer Variationen einen erhöhten Bedarf aufweisen können [s56].
Die Absorption von Vitamin E erfolgt passiv über die Darmzellen und ist von einer ausreichenden Fettaufnahme abhängig [s57]. Die Leber spielt dabei eine Schlüsselrolle - das α-Tocopherol-Transferprotein bindet selektiv RRR-α-Tocopherol und verpackt es in Lipoproteine für den Transport im Körper [s57]. Vitamin K ist essentiell für die Blutgerinnung, Gefäßgesundheit und den Knochenstoffwechsel [s58]. Interessanterweise wurde bei Pferden noch nie ein primärer Vitamin K-Mangel festgestellt, da die Aufnahme über Futtermittel und die Produktion durch Darmbakterien normalerweise ausreichend ist. Dennoch könnte bei reiner Stallhaltung ohne Zugang zu frischem Grünfutter eine Supplementierung sinnvoll sein [s58]. Der Vitamin A-Bedarf ist eng mit Stoffwechsel, Sehkraft, Fruchtbarkeit und Immunsystem verknüpft [s59]. Es unterstützt die Anpassungsfähigkeit des Körpers an physische Belastungen - besonders wichtig für Sportpferde. Ein praktischer Hinweis für Turnierreiter: Nach intensivem Training sollte besonders auf die Vitamin E-Versorgung geachtet werden, da es die Regeneration unterstützt [s59]. Die B-Vitamine spielen eine zentrale Rolle im Energiestoffwechsel und der Nervenfunktion [s59]. Thiamin, Riboflavin, Niacin, Pantothensäure, Pyridoxin, Biotin, Folsäure und Cyanocobalamin bilden dabei ein komplexes Netzwerk. Vitamin C als wichtiges Antioxidans unterstützt das Immunsystem und ist an der Bildung gesunder Bindegewebe beteiligt [s59]. Besondere Aufmerksamkeit verdient die Vitamin E-Versorgung im ersten Lebensjahr, da ein Mangel mit der Entwicklung von

Neuroaxonaler Dystrophie und degenerativer Myeloenzephalopathie in Verbindung gebracht wird [s60]. Bei betroffenen Tieren wurde eine erhöhte Stoffwechselrate von α-Tocopherol festgestellt, was die Notwendigkeit einer hochdosierten Supplementierung bei genetisch anfälligen Tieren unterstreicht [s60].

Für die Praxis ergeben sich folgende Empfehlungen:
- Regelmäßiger Weidegang zur natürlichen Vitaminversorgung
- Supplementierung bei Stallhaltung oder erhöhtem Bedarf
- Blutwertkontrolle vor Beginn einer Ergänzung
- Besondere Beachtung der Vitaminversorgung bei:

* Jungpferden im Wachstum
* Sportpferden in intensivem Training
* Zuchtstuten
* Pferden ohne Weidezugang

Ein Mangel an Vitamin E kann sich durch verschiedene neuromuskuläre Erkrankungen äußern [s56]. Risikofaktoren sind dabei fehlender Weidezugang, unzureichende diätetische Versorgung oder übermäßiges Kupfer in der Nahrung [s61].

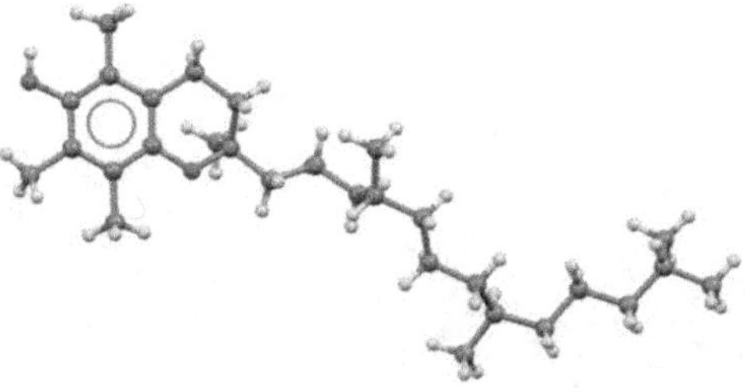

α-Tocopherol [i21]

Lipidperoxidation
Ein schädigender chemischer Prozess, bei dem freie Radikale
Fettsäuren in Zellmembranen angreifen und zerstören können

Myeloenzephalopathie
Eine Erkrankung, die sowohl das Rückenmark als auch das Gehirn
betrifft und zu neurologischen Ausfällen führen kann

Neuroaxonale Dystrophie
Eine erbliche Erkrankung des Nervensystems bei Pferden, die zu
Bewegungsstörungen und Koordinationsproblemen führt

α-Tocopherol
Die biologisch aktivste Form von Vitamin E, die besonders gut vom
Körper aufgenommen und verwertet werden kann

1. 3. 4. Wasserhaushalt

Der Wasserhaushalt beim Pferd ist ein fein reguliertes System, das für zahlreiche lebenswichtige Funktionen im Körper verantwortlich ist. Ein erwachsenes Pferd von 500 kg Körpergewicht besteht zu etwa 65% aus Wasser, was einem Gesamtwasservolumen von rund 325 Litern entspricht [s62]. Diese beeindruckende Menge verdeutlicht die zentrale Bedeutung des Wasserhaushalts für die Gesundheit des Pferdes. Unter normalen Bedingungen benötigt ein 500 kg schweres Pferd täglich etwa 27-30 Liter Wasser, wobei etwa 85% durch direktes Trinken aufgenommen werden [s62]. Der Rest wird über die Nahrung und metabolisches Wasser bereitgestellt. Ein praktischer Tipp für Pferdehalter: Die tägliche Wasseraufnahme sollte überwacht werden, da plötzliche Änderungen im Trinkverhalten auf gesundheitliche Probleme hinweisen können. Besonders während körperlicher Anstrengung oder bei hohen Temperaturen steigt der Wasserbedarf deutlich an. Pferde können während des Trainings erstaunliche Mengen an Flüssigkeit verlieren - unter moderaten Bedingungen 5-7 Liter pro Stunde, bei extremer Belastung sogar bis zu 10-12 Liter [s62]. Dies verdeutlicht, warum die Wasserversorgung bei sportlicher Aktivität besonders wichtig ist. Ein faszinierender Aspekt der Pferdephysiologie ist die Fähigkeit, Wasserverluste teilweise durch Flüssigkeitsreserven aus dem Magen-Darm-Trakt zu kompensieren [s62]. Diese evolutionäre Anpassung ermöglicht es Pferden, auch längere Belastungsphasen zu überstehen. Dennoch sollten Pferdebesitzer wachsam sein: Eine klinisch relevante Dehydration liegt bereits vor, wenn ein Pferd 3% oder mehr seiner Körpermasse durch Flüssigkeitsverlust einbüßt [s63]. Die Schweißproduktion bei Pferden ist im Vergleich zum Menschen deutlich höher, was zu einem erheblichen Verlust von Elektrolyten führt [s63]. Ein praktischer Hinweis für Turnierreiter: Nach intensivem Training sollte nicht nur Wasser, sondern auch eine ausgewogene Elektrolytergänzung angeboten werden. Die alleinige Wassergabe ohne Elektrolyte kann die Dehydration sogar verschlimmern [s64].

Für die Praxis ergeben sich folgende wichtige Empfehlungen:
- Ständiger Zugang zu frischem, sauberem Wasser
- Regelmäßige Kontrolle der Tränken auf Funktionsfähigkeit
- Bei Hitze oder intensiver Arbeit zusätzliche Wasserangebote
- Elektrolytergänzung nach starkem Schwitzen
- Beobachtung des Trinkverhaltens als Gesundheitsindikator

Der Wasserhaushalt steht in enger Verbindung mit dem Säure-Basen-Gleichgewicht und der Nierenfunktion [s65]. Intensive Bewegung beeinflusst die <u>Blutviskosität</u> und kann zu Veränderungen in der <u>Plasmaaldosteron</u>-Konzentration führen, was wiederum die renale Natriumausscheidung beeinflusst [s65].

Besondere Aufmerksamkeit verdient der Wasserhaushalt bei:
- Sportpferden im intensiven Training
- Pferden bei hohen Umgebungstemperaturen
- Trächtigen Stuten
- Älteren Pferden
- Pferden mit gesundheitlichen Einschränkungen

Ein wichtiger praktischer Aspekt ist die Überwachung der Hydration. Folgende Anzeichen können auf eine Dehydration hinweisen:
- Verzögerte Hautfaltenrückbildung
- Trockene oder klebrige Schleimhäute
- Eingesunkene Augen
- Verminderter Urinabsatz
- Dunkel gefärbter Urin

Die Wasserversorgung sollte besonders bei Transportfahrten und Turnieren sichergestellt werden. Ein praktischer Tipp: Viele Pferde trinken lieber aus gewohnten Gefäßen oder bevorzugen das Wasser von zu Hause. Es kann daher sinnvoll sein, bei Reisen eigenes Wasser mitzunehmen oder dem fremden Wasser etwas Apfelsaft beizumischen, um die Akzeptanz zu erhöhen.

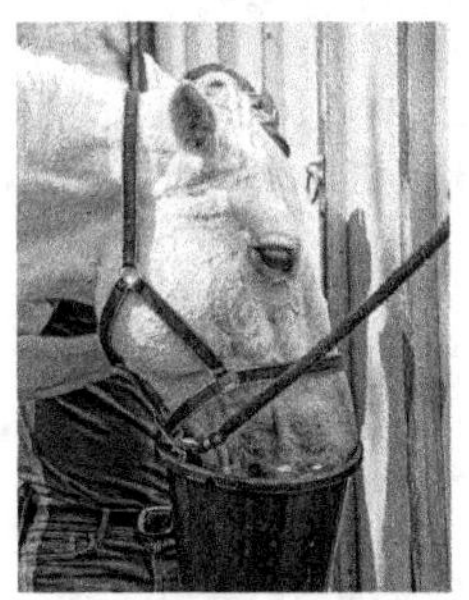

Wasserhaushalt [i22]

Glossar

Blutviskosität

Beschreibt die Zähflüssigkeit des Blutes, die durch den Anteil der festen Bestandteile wie rote Blutkörperchen bestimmt wird. Eine erhöhte Viskosität kann die Durchblutung erschweren.

Plasmaaldosteron

Ein Hormon der Nebennierenrinde, das den Mineralstoffhaushalt reguliert und besonders wichtig für die Aufrechterhaltung des Natrium-Kalium-Gleichgewichts im Körper ist.

Zusammenfassung - 1. 3. Stoffwechselprozesse

- Die Pyruvatdehydrogenase steuert die Umwandlung von Pyruvat in Acetyl-CoA und verbindet damit Fett- und Zuckerstoffwechsel
- Während körperlicher Aktivität wird N-lactoyl-phenylalanine produziert, das die Nahrungsaufnahme reguliert
- Verschiedene Pferderassen zeigen Unterschiede in ihren Stoffwechselwegen
- 99% des Calciums im Pferdekörper befindet sich im Skelett
- Luzerne weist besonders gute Biosorptionseigenschaften für verschiedene Mineralien auf
- Der Vitamin E-Gehalt in Grünfutter sinkt beim Trocknungsprozess zu Heu drastisch ab
- Die Absorption von Vitamin E erfolgt passiv über die Darmzellen und benötigt ausreichende Fettaufnahme
- Das α-Tocopherol-Transferprotein in der Leber bindet selektiv RRR-α-Tocopherol für den Transport
- Ein primärer Vitamin K-Mangel wurde bei Pferden noch nie festgestellt
- Vitamin E-Mangel wird mit der Entwicklung von Neuroaxonaler Dystrophie und degenerativer Myeloenzephalopathie in Verbindung gebracht
- Ein 500 kg schweres Pferd besteht zu etwa 65% aus Wasser (325 Liter)
- Pferde können während des Trainings 5-7 Liter Flüssigkeit pro Stunde verlieren, bei extremer Belastung bis zu 10-12 Liter
- Eine klinisch relevante Dehydration liegt bereits bei 3% Körpermassenverlust durch Flüssigkeitsverlust vor
- Intensive Bewegung beeinflusst die Blutviskosität und Plasmaaldosteron-Konzentration

Rückblick - 1. Anatomie und Physiologie des Pferdes

- Das Pferdeskelett enthält besonders viel Kollagen für Stabilität und Elastizität
- Die Kollagenstruktur im Knochen wird mit zunehmendem Alter lockerer und weniger strukturiert
- Der artikuläre Knorpel ist in drei Zonen mit unterschiedlich verlaufenden Kollagenfibrillen aufgebaut
- Das Suspensorium stabilisiert das Fesselgelenk und verhindert übermäßige Überstreckung
- Standardbreds haben einen höheren Muskelanteil im Suspensorium als Vollblüter
- Muskuloskelettale Erkrankungen sind die häufigste Diagnose in der Pferdemedizin
- Der Transkriptionsfaktor Sox9 steuert die Entwicklung von Muskeln, Sehnen und Knochen
- Der unbeschlagene Huf dämpft Vibrationen besser als der beschlagene
- Die Blut-Hirn-Schranke wird von speziellen Endothelzellen mit besonders dichten Verbindungen gebildet
- Astrozyten und Perizyten unterstützen die Blut-Hirn-Schranke bei der Regulation der Ionenhomöostase
- Die Hypophyse reguliert zahlreiche Stoffwechsel- und Fortpflanzungsfunktionen
- Während des Trainings kann sich die Sauerstoffaufnahme um das 35-fache erhöhen
- Die Herzfrequenz steigt proportional zur Arbeitsbelastung, ohne dass das Schlagvolumen sinkt
- Ein 500 kg schweres Pferd besteht zu etwa 65% aus Wasser (325 Liter)
- Pferde können während des Trainings 5-7 Liter Flüssigkeit pro Stunde verlieren

- Die metabolische Flexibilität ermöglicht den schnellen Wechsel zwischen verschiedenen Energiequellen
- Lac-Phe wird während körperlicher Aktivität produziert und reguliert die Nahrungsaufnahme
- Calcium und Phosphor müssen im Verhältnis von etwa 1,5:1 aufgenommen werden
- Luzerne weist besonders gute Biosorptionseigenschaften für verschiedene Mineralien auf
- Vitamin E ist essentiell für die neuromuskuläre Funktion und verhindert Lipidperoxidation
- Während diese anatomischen und physiologischen Grundlagen die Basis für das Verständnis der Pferdegesundheit bilden, eröffnen natürliche Heilmethoden faszinierende Möglichkeiten, diese komplexen Systeme sanft zu unterstützen und ins Gleichgewicht zu bringen.

2. Natürliche Heilmethoden

Natürliche Heilmethoden faszinieren die Menschheit seit Jahrtausenden. Doch welche Rolle spielen sie heute in der modernen Pferdemedizin? Können traditionelle Heilverfahren wie Akupunktur, Osteopathie oder Phytotherapie die konventionelle Veterinärmedizin sinnvoll ergänzen? Die wachsende Bedeutung ganzheitlicher Therapieansätze wirft wichtige Fragen auf: Wie lässt sich die Wirksamkeit naturheilkundlicher Verfahren wissenschaftlich belegen? Welche Methoden eignen sich besonders für die Behandlung von Pferden? Und wo liegen die Grenzen der Naturheilkunde? Dieses Kapitel beleuchtet verschiedene natürliche Heilmethoden und deren Anwendung in der Pferdemedizin. Dabei werden sowohl traditionelle Verfahren als auch moderne Entwicklungen vorgestellt und kritisch bewertet. Ein besonderer Fokus liegt auf der praktischen Umsetzung und Integration in bestehende Behandlungskonzepte. Die zunehmende wissenschaftliche Erforschung natürlicher Heilmethoden eröffnet neue Perspektiven für eine evidenzbasierte komplementäre Pferdemedizin. Die Kombination bewährter Naturheilverfahren mit moderner Veterinärmedizin könnte den Weg zu einer ganzheitlicheren Gesundheitsversorgung unserer Pferde weisen.

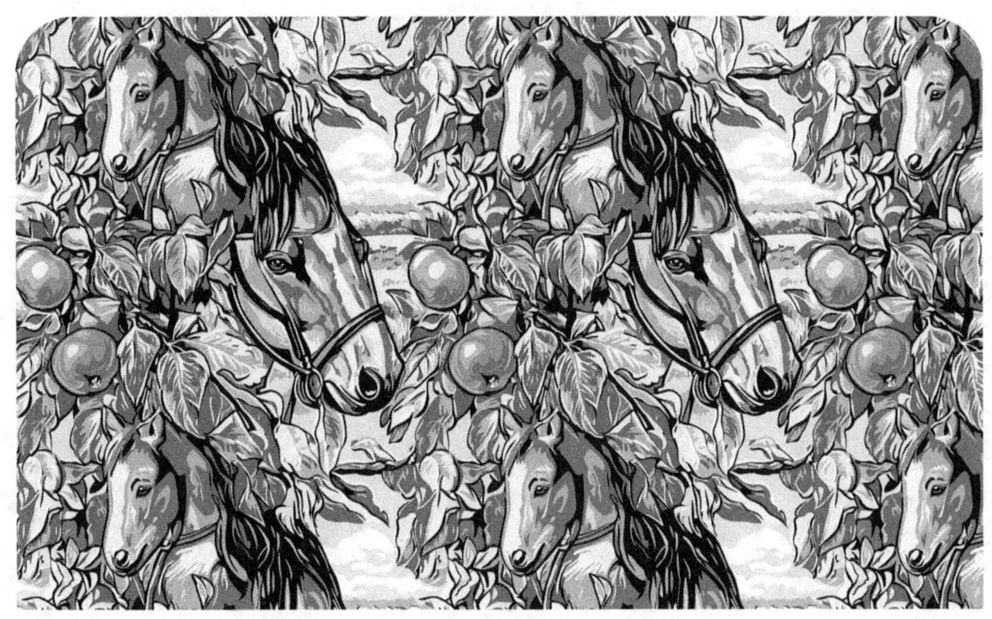

2. 1. Kräuterkunde

ie Verwendung von Heilkräutern in der Pferdemedizin wirft spannende Fragen auf: Wie können traditionelle Heilpflanzen die moderne Veterinärmedizin sinnvoll ergänzen? Welche wissenschaftlichen Erkenntnisse bestätigen die Wirksamkeit pflanzlicher Heilmittel bei verschiedenen Erkrankungen des Pferdes? Die Kräuterkunde vereint jahrhundertealtes Erfahrungswissen mit aktuellen Forschungsergebnissen. Dabei zeigt sich, dass viele Heilpflanzen bioaktive Substanzen enthalten, die nachweislich therapeutische Wirkungen entfalten - sei es bei Atemwegserkrankungen, Verdauungsproblemen oder zur Unterstützung des Immunsystems. Auch in der Wundbehandlung können spezifische Pflanzenwirkstoffe die Heilung positiv beeinflussen. Die gezielte Anwendung von Heilkräutern erfordert fundiertes Wissen über Wirkungen, Dosierungen und mögliche Wechselwirkungen. Aktuelle wissenschaftliche Studien liefern neue Erkenntnisse über die komplexen Wirkmechanismen pflanzlicher Inhaltsstoffe und deren therapeutisches Potenzial in der Pferdemedizin.

„Thymian enthält ätherische Öle mit schleimlösenden und antibakteriellen Eigenschaften und wird bei Pferden mit etwa 2-3 g getrocknetem Kraut pro 100 kg Körpergewicht als Futterzusatz oder Heuaufguss eingesetzt."

2. 1. 1. Heilkräuter für Atemwege

ei Pferden spielen Atemwegserkrankungen eine bedeutende Rolle, da diese Tiere als ehemalige Steppenbewohner besonders empfindlich auf Stallhaltung und die damit verbundenen Umwelteinflüsse reagieren [s66]. Die gezielte Anwendung von Heilkräutern kann hier unterstützend wirken und das Wohlbefinden der Tiere deutlich verbessern.

Besonders bewährt haben sich verschiedene traditionelle Heilkräuter, die seit Jahrhunderten in der Pferdemedizin Verwendung finden. Thymian beispielsweise enthält ätherische Öle mit schleimlösenden und antibakteriellen Eigenschaften. In der Praxis hat sich bewährt, Thymian als Zusatz zum Futter zu geben oder als Aufguss über das Heu zu sprühen. Dabei sollten pro 100 kg Körpergewicht etwa 2-3 g getrocknetes Kraut verwendet werden.

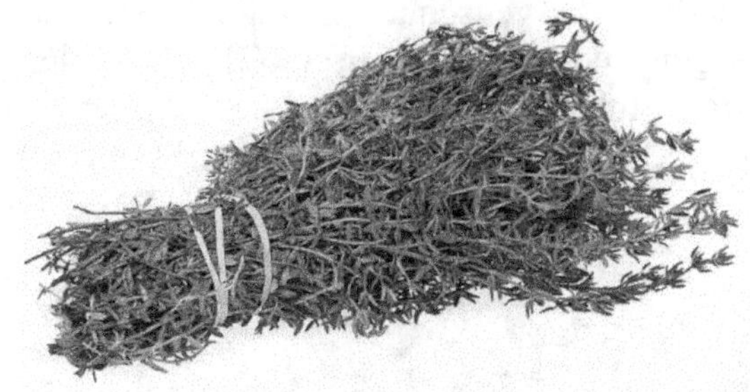

Thymian [i23]

Eukalyptus ist ein weiteres wichtiges Heilkraut für die Atemwege. Seine stark desinfizierenden und schleimlösenden Eigenschaften machen es zu einem wertvollen Helfer bei verstopften Atemwegen. In der Anwendung empfiehlt sich besonders die Inhalation: Dazu wird heißes Wasser mit einigen Tropfen Eukalyptusöl in einem Eimer bereitgestellt und dem Pferd für etwa 10-15 Minuten zum Inhalieren angeboten [s66].

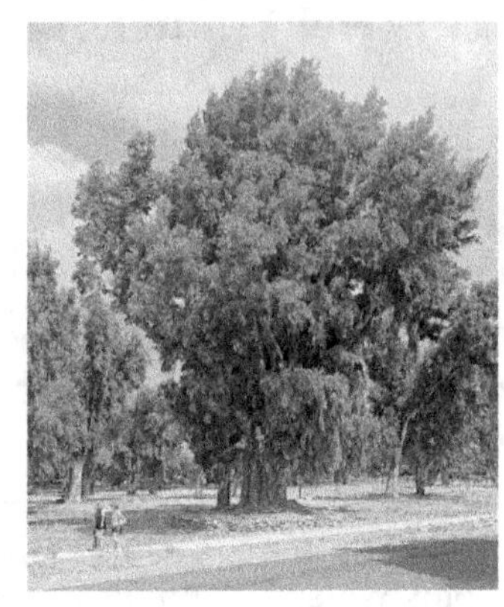

Eukalyptus [i24]

Ein vielversprechender neuer Ansatz in der Behandlung von Atemwegserkrankungen ist die Verwendung von wasserlöslichem Curcumin. Wissenschaftliche Studien haben gezeigt, dass diese Substanz durch ihre entzündungshemmenden Eigenschaften die Produktion schädlicher Sauerstoffverbindungen reduzieren kann [s67]. Besonders effektiv ist die Verabreichung durch Inhalation, wobei die wasserlösliche Form eine deutlich bessere Bioverfügbarkeit aufweist als herkömmliches Curcumin.

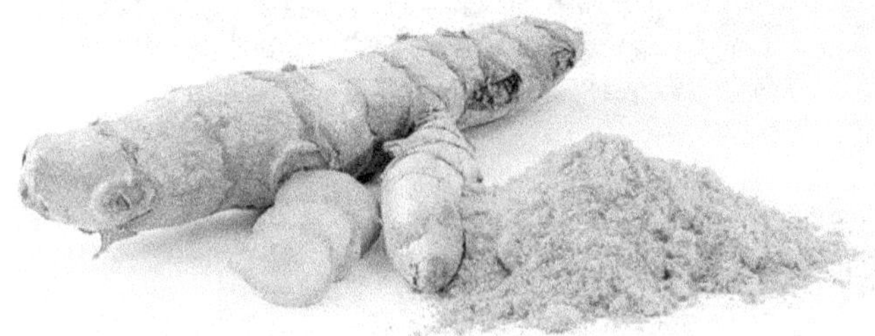

Curcumin [i25]

Minze und Fenchel sind weitere bewährte Heilkräuter, die sich gut kombinieren lassen. Während Minze durch ihre kühlende Wirkung die Atemwege befreit, unterstützt Fenchel die Schleimlösung. In der praktischen Anwendung kann man beide Kräuter als Tee aufbrühen und diesen entweder zum Inhalieren nutzen oder dem Trinkwasser beimischen.

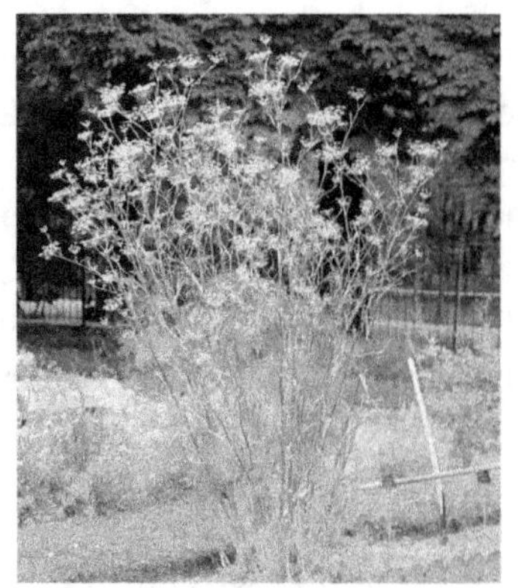

Fenchel [i26]

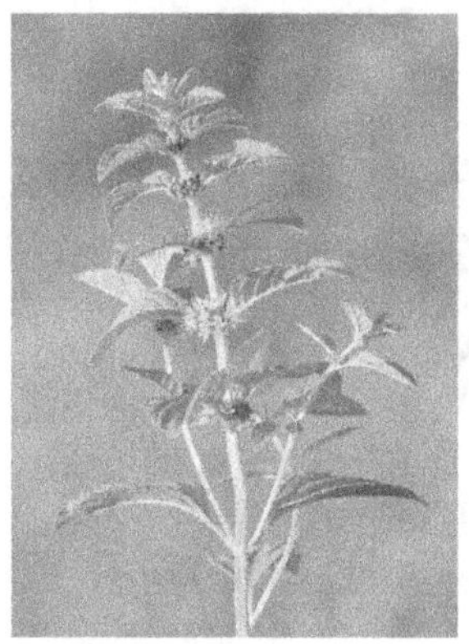

Minze [i27]

Salbei hat sich besonders bei der Behandlung von akuten Reizzuständen der Atemwege bewährt. Seine antibakterielle Wirkung macht ihn zu einem wertvollen Helfer bei beginnenden Infektionen. In der Praxis hat sich die Verabreichung als Teeaufguss bewährt, der dem Futter beigemischt wird.

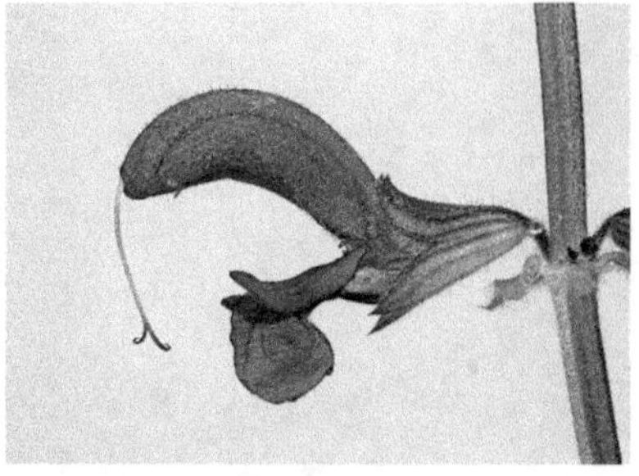

Salbei [i28]

Anis rundet das Spektrum der Atemwegskräuter ab und wird besonders wegen seiner krampflösenden Eigenschaften geschätzt. Er kann gut mit anderen Kräutern kombiniert werden und verbessert deren Wirkung [s66]. Bei der Anwendung von Heilkräutern ist es wichtig, einige grundlegende Regeln zu beachten. Die Dosierung sollte stets dem Gewicht des Pferdes angepasst werden. Auch sollte man die Kräuter nicht

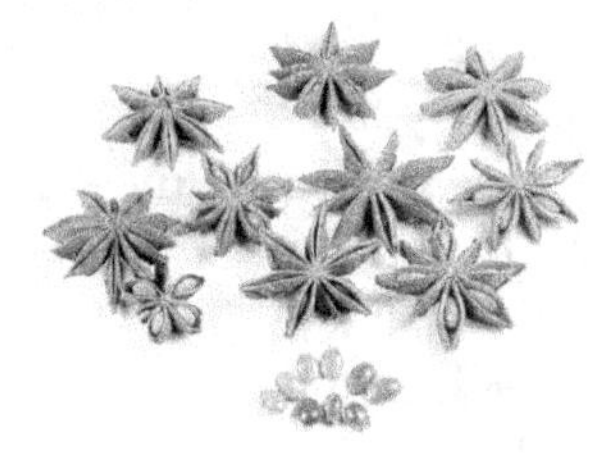

Anis [i29]

dauerhaft, sondern in Kuren von 2-3 Wochen einsetzen. Vor allem bei chronischen Erkrankungen ist es ratsam, die Behandlung mit dem Tierarzt abzusprechen [s66]. Forschungsergebnisse zur Wirkung von wasserlöslichem Curcumin zeigen vielversprechende Resultate: Die Behandlung führte zu einer signifikanten Reduktion von Entzündungsmarkern in der Bronchialflüssigkeit, ohne dabei die Anzahl der Abwehrzellen zu beeinträchtigen [s67]. Dies deutet darauf hin, dass Curcumin gezielt in die Entzündungsprozesse eingreift und dabei die natürlichen Abwehrmechanismen des Körpers nicht beeinträchtigt. Die Kombination verschiedener Heilkräuter kann ihre Wirkung oft verstärken. Dabei sollte man jedoch darauf achten, nicht zu viele Kräuter gleichzeitig einzusetzen. Eine bewährte Mischung besteht beispielsweise aus gleichen Teilen Thymian, Salbei und Fenchel, die als Tee aufgebrüht und über das Futter gegeben werden können.

Glossar

Bioverfügbarkeit
Der Anteil eines Wirkstoffs, der unverändert im Körper
aufgenommen wird und am Wirkort zur Verfügung steht

Curcumin
Ein gelber Pflanzenfarbstoff aus der Wurzel der Kurkuma-Pflanze,
der neben der entzündungshemmenden auch eine antioxidative und
antimikrobielle Wirkung besitzt

2. 1. 2. Verdauungsfördernde Kräuter

Verdauungsprobleme bei Pferden können durch den gezielten Einsatz von Heilkräutern effektiv behandelt werden. Die traditionelle Pflanzenheilkunde bietet hier einen reichen Erfahrungsschatz, der durch moderne wissenschaftliche Erkenntnisse bestätigt und erweitert wird [s68].

Löwenzahn nimmt dabei eine Schlüsselrolle ein. Seine verdauungsfördernde Wirkung beruht auf mehreren Mechanismen: Er regt die Gallensekretion an, unterstützt die natürlichen Darmbewegungen und optimiert die Magensäureproduktion [s68]. In der Praxis hat sich bewährt, frischen Löwenzahn in kleinen Mengen unter das Heu zu mischen oder als getrocknetes Kraut dem Kraftfutter beizumengen. Dabei sollte man mit kleinen Mengen beginnen und die Dosis langsam steigern.

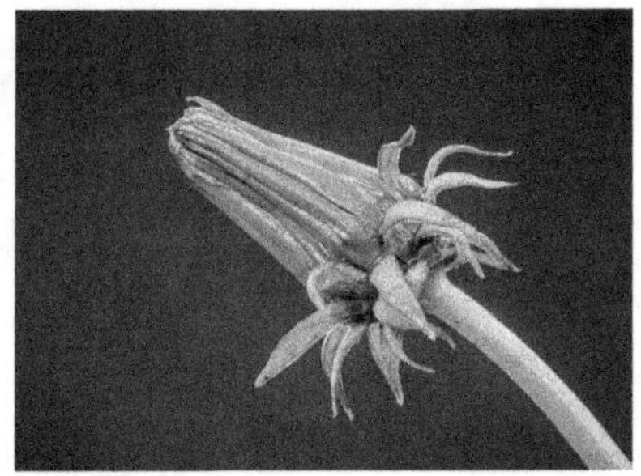

Löwenzahn [i30]

Kamille erweist sich besonders bei nervös bedingten Verdauungsstörungen als wertvoll. Ihre krampflösenden und beruhigenden Eigenschaften helfen, Verspannungen im Magen-Darm-Trakt zu lösen [s68]. Eine praktische Anwendungsmöglichkeit ist die Zubereitung eines konzentrierten Kamillenaufgusses, der dem Trinkwasser beigefügt wird. Pro 100 kg Körpergewicht empfiehlt sich eine Tagesdosis von etwa 15-20 g getrockneter Kamillenblüten. Ein besonders interessanter Aspekt ist die

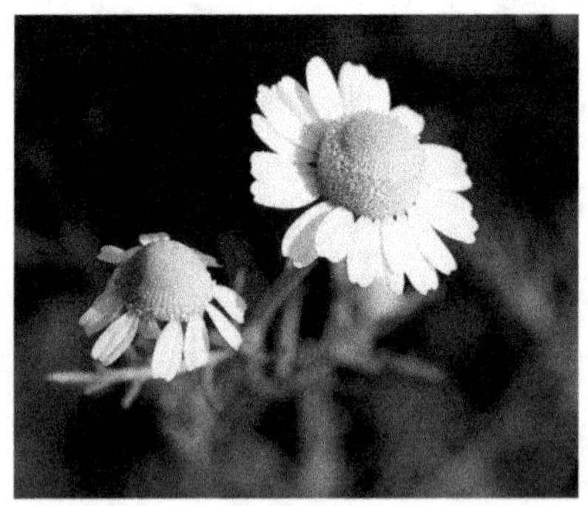

Kamille [i31]

Wirkung ätherischer Öle auf die Darmflora. Diese können gezielt pathogene Keime reduzieren und gleichzeitig das Wachstum nützlicher Darmbakterien fördern [s68]. Diese Eigenschaft macht sie zu wertvollen Helfern bei der Wiederherstellung einer gesunden Darmflora, beispielsweise nach Antibiotikagaben oder bei Verdauungsstörungen.

Alfalfa (Luzerne) hat sich als natürlicher Puffer im Verdauungstrakt bewährt. Seine besonderen Eigenschaften unterstützen die Aufrechterhaltung eines gesunden pH-Werts im Magen und fördern die Faserverdauung [s69]. Bei der Fütterung sollte Alfalfa idealerweise vor dem Kraftfutter gegeben werden, um seine puffernde Wirkung optimal zu nutzen. Die Kombination verschiedener Kräuter kann ihre Wirksamkeit verstärken. Wissenschaftliche Untersuchungen haben gezeigt, dass speziell zusammengestellte Kräutermischungen die Faserverdauung

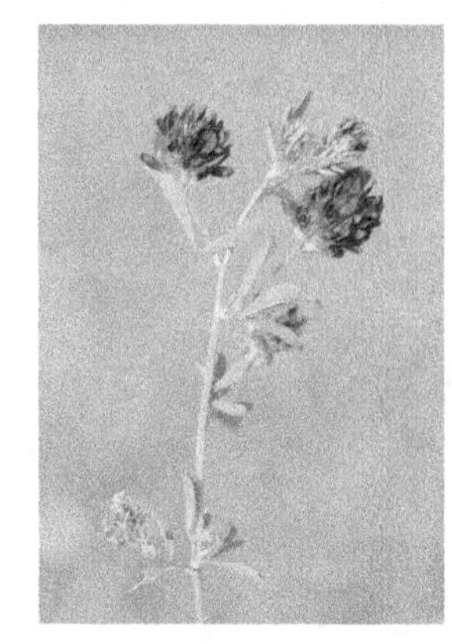

Alfalfa [i32]

verbessern und die Darmgesundheit positiv beeinflussen können [s68]. Eine bewährte Mischung besteht aus gleichen Teilen Löwenzahn, Kamille und Alfalfa, die über einen Zeitraum von 2-3 Wochen dem Futter beigemischt wird. Für die praktische Anwendung ist es wichtig, die Kräuter nicht willkürlich zu kombinieren, sondern auf erprobte Mischungen zurückzugreifen. Die Dosierung sollte dem Gewicht des Pferdes angepasst und die Behandlung bei chronischen Problemen mit dem Tierarzt abgesprochen werden. Besonders bei der Erstanwendung ist es ratsam, mit kleinen Mengen zu beginnen und die Reaktion des Pferdes sorgfältig zu beobachten. Die Verwendung von pflanzlichen Pulvern als Nahrungsergänzung hat sich in der modernen Pferdefütterung etabliert [s70]. Diese speziell entwickelten Produkte können die natürliche Darmflora unterstützen und bei Magenproblemen helfen. Bei der Auswahl sollte man auf qualitativ hochwertige Produkte achten, die speziell für Pferde entwickelt wurden. Ein ganzheitlicher Ansatz zur Verdauungsunterstützung sollte neben der Kräutergabe auch die Fütterungsgewohnheiten und Haltungsbedingungen berücksichtigen. Regelmäßige Bewegung, ausreichend Raufutter und eine stressarme Umgebung sind wichtige Faktoren für eine gesunde Verdauung. Die präventive Anwendung von verdauungsfördernden Kräutern kann besonders in Stresssituationen wie Turnieren, Transporten oder Stallwechseln sinnvoll sein. Hier hat sich die vorbeugende Gabe von beruhigenden und verdauungsfördernden Kräutern bewährt, um möglichen Verdauungsstörungen vorzubeugen.

Glossar

Alfalfa

Eine Pflanze aus der Familie der Hülsenfrüchtler, die bis zu 1 Meter
hoch wachsen kann und durch ihr tiefreichendes Wurzelsystem auch
Mineralstoffe aus tieferen Bodenschichten aufnehmen kann

pathogen

Krankheitserregend oder krankmachend - bezeichnet Organismen
wie Bakterien oder Viren, die Krankheiten auslösen können

2. 1. 3. Immunsystemstärkende Pflanzen

Das Immunsystem von Pferden kann durch gezielte Kräutergaben effektiv unterstützt werden. Wissenschaftliche Studien belegen die Wirksamkeit verschiedener Heilpflanzen, die seit Jahrhunderten in der traditionellen Medizin Verwendung finden [s71].

Echinacea purpurea (Roter Sonnenhut) nimmt dabei eine Schlüsselrolle ein. Die Pflanze steigert nachweislich die Aktivität der Immunzellen und verbessert sowohl die zelluläre als auch die humorale Immunabwehr [s72]. In der praktischen Anwendung hat sich bewährt, Echinacea als Tinktur oder getrocknetes Kraut während der nasskalten Jahreszeit prophylaktisch zu verabreichen. Pro 500 kg Körpergewicht empfiehlt sich eine tägliche Dosis von 15-20 ml Tinktur oder 20-25 g getrocknetes Kraut.

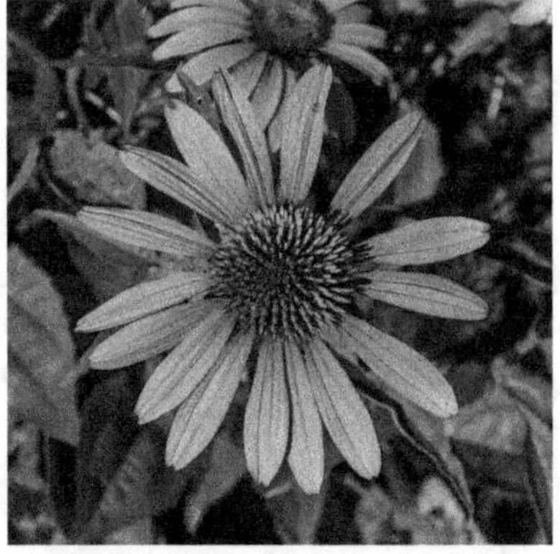

Echinacea purpurea [i33]

Glycyrrhiza glabra (Süßholzwurzel) zeigt bemerkenswerte immunmodulierende Eigenschaften. Sie aktiviert Makrophagen und Granulozyten und unterstützt damit die körpereigene Abwehr [s73]. Bei der Anwendung sollte die Wurzel als Pulver oder Extrakt dem Futter beigemischt werden. Wichtig ist dabei eine Kurform von 2-3 Wochen mit anschließender Pause.

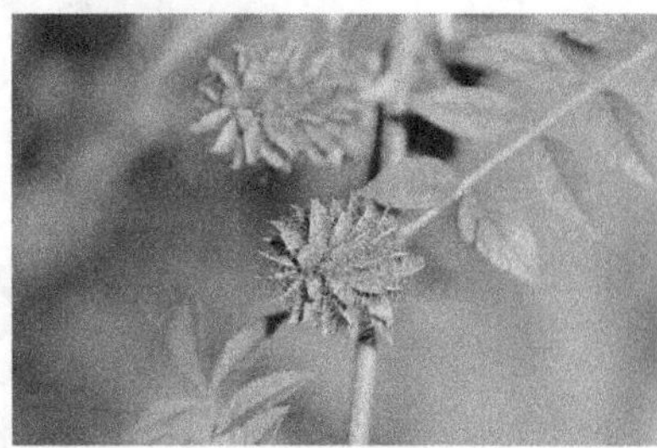

Glycyrrhiza glabra [i34]

Origanum vulgare (Oregano) hat sich als vielversprechender Immunmodulator erwiesen [s72]. Seine ätherischen Öle wirken antimikrobiell und stärken das Immunsystem. In der Praxis kann Oregano frisch oder getrocknet unter das Futter gemischt werden. Eine bewährte Methode ist auch die Herstellung eines konzentrierten Aufgusses, der dem Trinkwasser beigefügt wird.

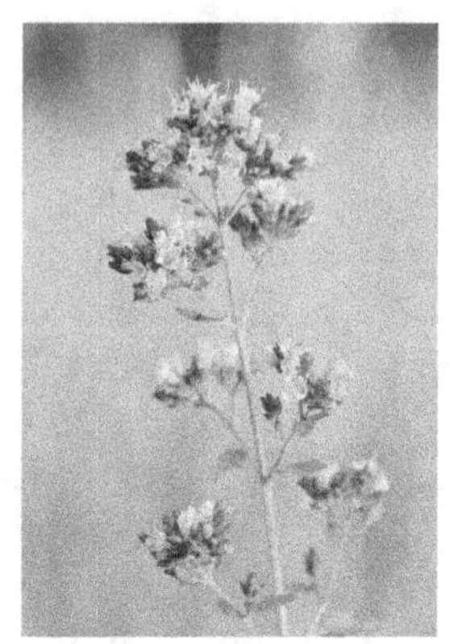

Origanum vulgare [i35]

Curcuma longa (Kurkuma) und Zingiber officinalis (Ingwer) ergänzen sich in ihrer immunstärkenden Wirkung hervorragend [s71]. Während Kurkuma besonders entzündungshemmend wirkt, unterstützt Ingwer die Abwehrkräfte durch seine stoffwechselanregende Wirkung. Die Kombination beider Wurzeln kann als Pulver dem Futter beigemengt werden, wobei mit kleinen Mengen begonnen werden sollte.

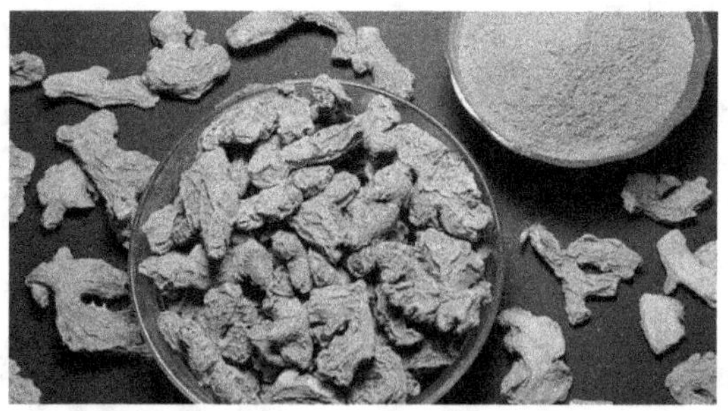

Zingiber officinalis [i36]

Allium sativum (Knoblauch) hat sich als natürliches Antibiotikum bewährt und fördert die Produktion von Immunoglobulinen [s73]. Bei der Verabreichung ist wichtig, dass das Pferd den Geschmack akzeptiert. Eine schonende Eingewöhnung durch allmähliche Dosissteigerung hat sich bewährt.

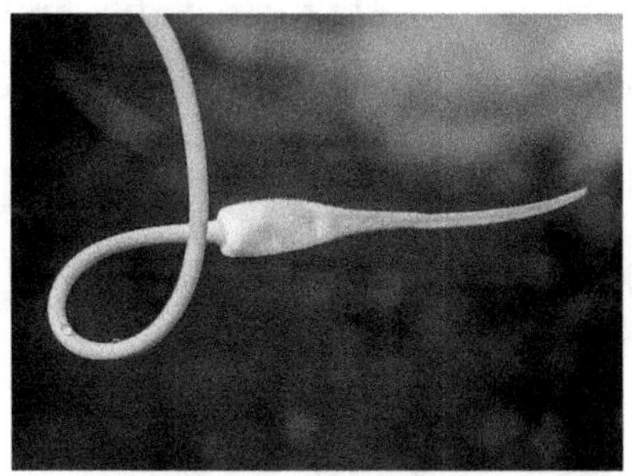

Allium sativum [i37]

Moringa oleifera zeigt vielversprechende Eigenschaften bei der Unterstützung des Immunsystems [s71]. Die Blätter sind reich an Vitaminen und Mineralstoffen und können getrocknet dem Futter beigemengt werden. Besonders in der Rekonvaleszenz nach Krankheiten hat sich Moringa als wertvoll erwiesen.

Bei der praktischen Anwendung immunstärkender Pflanzen sollten einige grundlegende Regeln beachtet werden:
- Die Kräuter sollten in Kurform (2-3 Wochen) verabreicht werden

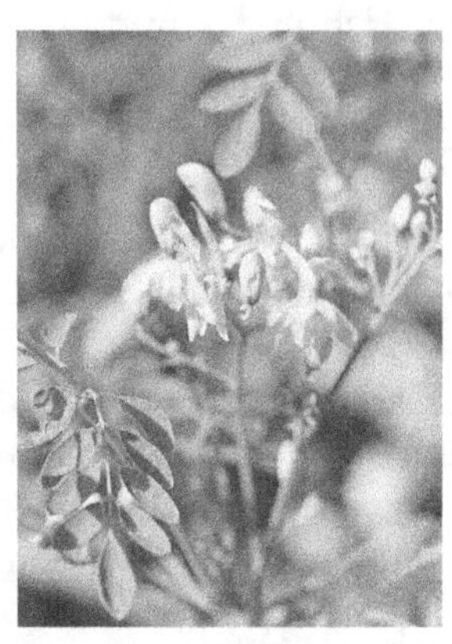

Moringa oleifera [i38]

- Eine Kombination von maximal 3-4 Kräutern ist empfehlenswert
- Die Dosierung muss dem Gewicht des Pferdes angepasst werden
- Bei der Erstanwendung sollte die Verträglichkeit beobachtet werden
- Chronische Erkrankungen erfordern die Absprache mit dem Tierarzt

Besonders effektiv ist die präventive Anwendung immunstärkender Kräuter in Stresssituationen wie:
- Wettkampfphasen
- Stallwechsel
- Transportstress
- Wetterumschwünge
- Gruppenwechsel

Eine bewährte Basismischung zur Immunstärkung besteht aus:
- 40% Echinacea purpurea
- 30% Origanum vulgare
- 30% Glycyrrhiza glabra

Diese Mischung kann über 2-3 Wochen dem Futter beigemengt werden, gefolgt von einer einwöchigen Pause. Bei Bedarf kann die Kur wiederholt werden.

Die Forschung zeigt, dass die in den Heilpflanzen enthaltenen <u>Phytochemikalien</u> wie Flavonoide, Saponine und Alkaloide maßgeblich zur immunstärkenden Wirkung beitragen [s71]. Diese Substanzen unterstützen nicht nur die direkte Abwehr von Krankheitserregern, sondern optimieren auch die körpereigene Immunantwort.

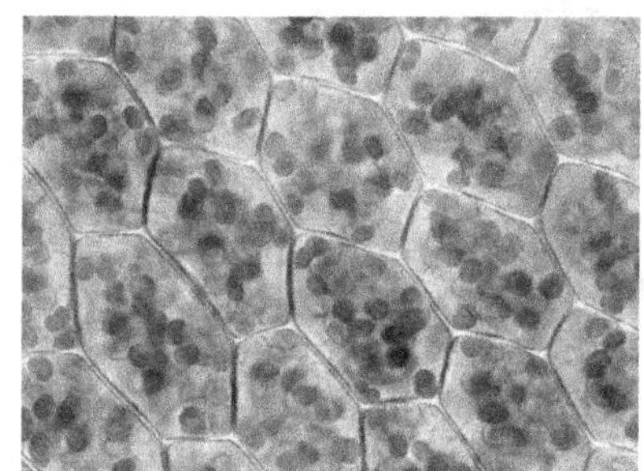

Phytochemikalien [i39]

Glossar

Curcuma longa
Eine tropische Pflanze aus der Familie der Ingwergewächse mit
großen länglichen Blättern und gelben Blüten, deren Rhizom
intensiv gelb-orange gefärbt ist.

Echinacea purpurea
Eine mehrjährige Pflanze aus Nordamerika, die bis zu 150 cm hoch
werden kann und charakteristische violett-rosa Blüten mit
stacheligen Blütenköpfen aufweist.

Glycyrrhiza glabra
Eine bis zu 2 Meter hohe Staude mit gefiederten Blättern und blauen
bis violetten Blüten, deren Wurzeln etwa 50-mal süßer als Zucker
schmecken.

Moringa oleifera
Ein schnellwachsender Baum aus der Familie der
Bennussgewächse, der bis zu 12 Meter hoch werden kann und
dreifach gefiederte Blätter besitzt.

Origanum vulgare
Ein aromatisches Lippenblütengewächs mit holzigem Stängel, das
wild in Europa und Asien vorkommt und rosa bis purpurfarbene
Blüten trägt.

Phytochemikalien
Biologisch aktive Pflanzenstoffe, die nicht zu den Hauptnährstoffen
gehören, aber wichtige Schutz- und Signalfunktionen im
Organismus übernehmen können.

2. 1. 4. Wundheilende Kräuter

ie Wundheilung bei Pferden kann durch den gezielten Einsatz von Heilkräutern effektiv unterstützt werden. Dabei spielen verschiedene Pflanzen mit ihren spezifischen Wirkstoffen eine wichtige Rolle bei der Regeneration des verletzten Gewebes und der Abwehr von Infektionen [s74].

Besonders bewährt hat sich die Ringelblume (Calendula officinalis) mit ihrer wundheilungsfördernden und entzündungshemmenden Wirkung. Sie kann als Salbe oder Tinktur direkt auf die betroffenen Stellen aufgetragen werden. Dabei ist es wichtig, die Wunde vorher gründlich zu reinigen und die Behandlung regelmäßig durchzuführen. Eine praktische Anwendungsmöglichkeit ist die Herstellung einer Ringelblumensalbe: Dazu

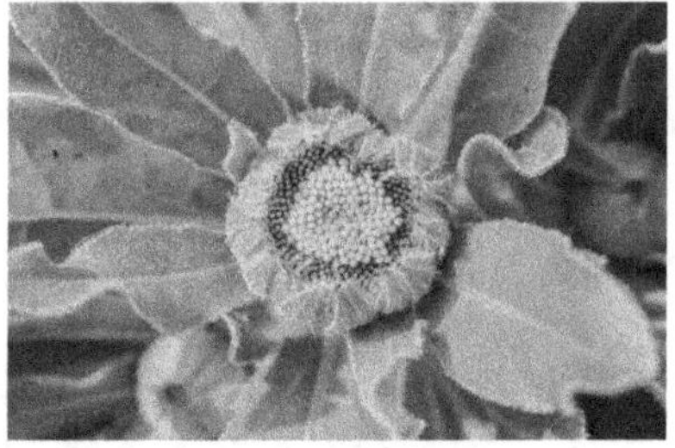

Calendula officinalis [i40]

werden Ringelblumenblüten in Olivenöl ausgezogen und anschließend mit Bienenwachs zu einer streichfähigen Konsistenz verarbeitet [s74].

Johanniskraut (Hypericum perforatum) zeigt bemerkenswerte Eigenschaften bei der Wundheilung. Seine antibakteriellen und gewebeheilenden Eigenschaften machen es zu einem wertvollen Helfer bei der Behandlung von Schnitten, Schürfwunden und postoperativen Wunden. In der Praxis hat sich die Anwendung als Ölauszug bewährt, der vorsichtig auf die betroffenen Stellen aufgetragen wird [s74].

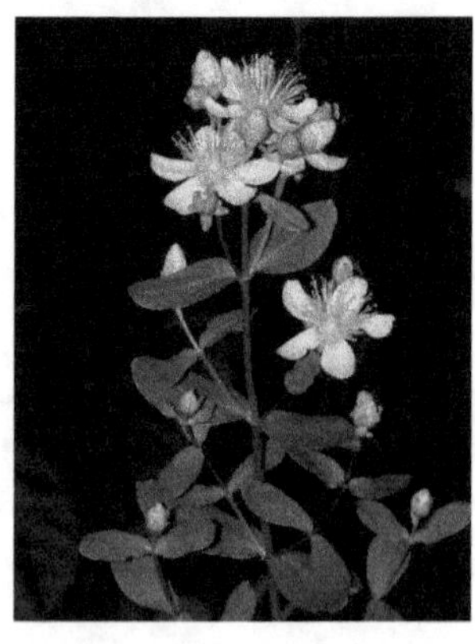

Hypericum perforatum [i41]

Myrrhe, ein traditionelles Heilmittel, findet aufgrund seiner <u>antifungalen</u> und <u>antiseptischen</u> Eigenschaften Anwendung in der Wundbehandlung. Als Tinktur verdünnt kann sie zur Wundreinigung und -desinfektion eingesetzt werden. Dabei sollte die Anwendung zunächst an einer kleinen Stelle getestet werden, um die Verträglichkeit sicherzustellen [s74].

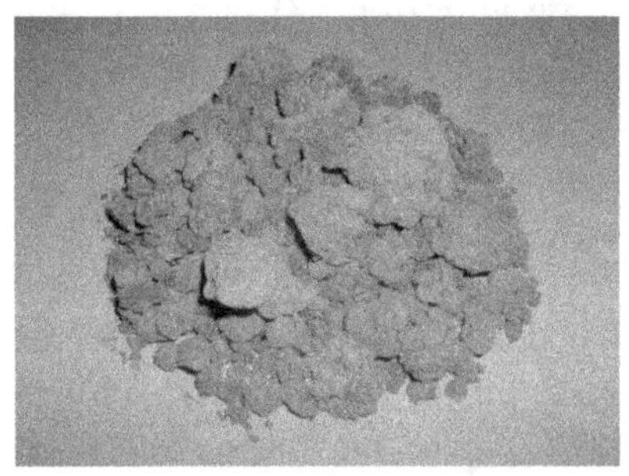

Myrrhe [i42]

Ein vielversprechender Ansatz ist die Kombination verschiedener Heilpflanzen in Form von Wundauflagen. Wissenschaftliche Studien haben gezeigt, dass speziell entwickelte Kräuterpräparate die Wundheilung beschleunigen und das Infektionsrisiko reduzieren können [s75]. Eine bewährte Kombination besteht aus:
- Ringelblume für die Geweberegeneration
- Johanniskraut für die antibakterielle Wirkung
- Kamille zur Entzündungshemmung
- Schafgarbe zur Blutstillung

Bei der praktischen Anwendung wundheilender Kräuter sollten einige wichtige Grundsätze beachtet werden: 1. Gründliche Wundreinigung vor jeder Behandlung 2. Sterile Anwendung der Präparate 3. Regelmäßige Kontrolle des Heilungsverlaufs 4. Dokumentation der Behandlung 5. Bei tiefen oder stark verschmutzten Wunden immer einen Tierarzt hinzuziehen

Spitzwegerich (<u>Plantago lanceolata</u>) hat sich besonders bei oberflächlichen Verletzungen bewährt. Seine heilungsfördernden Inhaltsstoffe unterstützen die natürliche Regeneration der Haut. In der traditionellen Anwendung werden die frischen Blätter zerquetscht und direkt auf kleine Wunden aufgelegt [s76]. Die Kombination von äußerlicher Behandlung mit wundheilenden Kräutern und der inneren Anwendung immunstärkender Pflanzen hat sich als besonders effektiv erwiesen. Dabei unterstützen die innerlich angewendeten

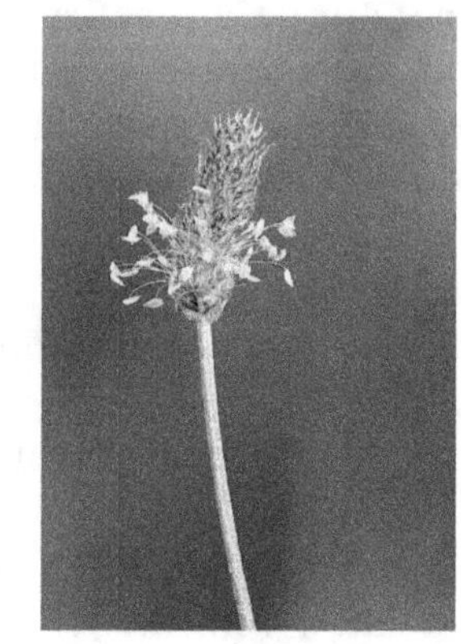

Plantago lanceolata [i43]

Kräuter die Heilungsprozesse von innen, während die äußerliche Behandlung direkt am Ort der Verletzung wirkt [s75]. Für die erfolgreiche Wundbehandlung mit Heilkräutern ist ein systematisches Vorgehen wichtig:

1. Phase: Wundreinigung und Desinfektion
- Gründliche Reinigung mit einer verdünnten Kräutertinktur
- Entfernung von Verschmutzungen und abgestorbenem Gewebe

2. Phase: Wundbehandlung
- Auftragen der entsprechenden Kräuterpräparate
- Schutz der Wunde vor äußeren Einflüssen

3. Phase: Heilungsunterstützung
- Regelmäßige Kontrolle des Heilungsverlaufs
- Anpassung der Behandlung nach Bedarf

Bei der Anwendung wundheilender Kräuter ist es wichtig, die natürlichen Heilungsprozesse zu unterstützen und nicht zu stören. Die Behandlung sollte immer mit sauberen Händen und sterilen Materialien durchgeführt werden. Bei Anzeichen von Komplikationen wie starker Schwellung, Eiterbildung oder verzögerter Heilung sollte umgehend ein Tierarzt konsultiert werden.

antifungal
Bezeichnet die Eigenschaft, das Wachstum von Pilzen zu hemmen oder diese abzutöten

antiseptisch
Bezeichnet die keimtötende oder keimhemmende Wirkung auf Mikroorganismen wie Bakterien und Pilze

Calendula officinalis
Lateinischer Name der Ringelblume, die zur Familie der Korbblütler gehört und ursprünglich aus dem Mittelmeerraum stammt

Hypericum perforatum
Lateinischer Name des Johanniskrauts, ein Magerkeitszeiger der zur Familie der Hypericaceae gehört

Plantago lanceolata
Lateinischer Name des Spitzwegerich, ein mehrjähriges Kraut aus der Familie der Wegerichgewächse mit charakteristischen lanzettförmigen Blättern

Zusammenfassung - 2. 1. Kräuterkunde

- Thymian enthält ätherische Öle mit schleimlösenden und antibakteriellen Eigenschaften, die Dosierung beträgt 2-3g getrocknetes Kraut pro 100kg Körpergewicht
- Wasserlösliches Curcumin reduziert nachweislich die Produktion schädlicher Sauerstoffverbindungen in den Atemwegen
- Ätherische Öle können gezielt pathogene Keime reduzieren und gleichzeitig das Wachstum nützlicher Darmbakterien fördern
- Alfalfa wirkt als natürlicher Puffer im Verdauungstrakt und sollte idealerweise vor dem Kraftfutter gegeben werden
- Echinacea purpurea steigert nachweislich die Aktivität der Immunzellen und verbessert sowohl die zelluläre als auch die humorale Immunabwehr
- Glycyrrhiza glabra aktiviert Makrophagen und Granulozyten zur Unterstützung der körpereigenen Abwehr
- Moringa oleifera zeigt vielversprechende immunstärkende Eigenschaften und hat sich besonders in der Rekonvaleszenz bewährt
- Eine bewährte Basismischung zur Immunstärkung besteht aus 40% Echinacea purpurea, 30% Origanum vulgare und 30% Glycyrrhiza glabra
- Phytochemikalien wie Flavonoide, Saponine und Alkaloide tragen maßgeblich zur immunstärkenden Wirkung von Heilpflanzen bei
- Johanniskraut zeigt antibakterielle und gewebeheilende Eigenschaften bei der Behandlung von Schnitten, Schürfwunden und postoperativen Wunden
- Myrrhe wirkt antifungal und antiseptisch bei der Wundbehandlung

2. 2. Physiotherapie

Wie können wir die natürlichen Heilungsprozesse des Pferdekörpers optimal unterstützen? Welche Rolle spielt dabei die Physiotherapie als ganzheitlicher Behandlungsansatz? Diese Fragen beschäftigen Therapeuten, Tierärzte und Pferdebesitzer gleichermaßen, wenn es um die Gesunderhaltung und Rehabilitation von Pferden geht. Die Physiotherapie beim Pferd umfasst verschiedene Behandlungsmethoden, die gezielt auf den Bewegungsapparat, das Nervensystem und die Stoffwechselprozesse einwirken. Von der klassischen manuellen Therapie über innovative Tapingtechniken bis hin zu spezialisierten Massageformen bietet sie ein breites Spektrum an Möglichkeiten, um Beschwerden vorzubeugen und zu behandeln. Während einige dieser Methoden auf jahrtausendealtem Erfahrungswissen basieren, haben moderne wissenschaftliche Erkenntnisse zu einem tieferen Verständnis ihrer Wirkungsweisen geführt. Die Integration dieser Erkenntnisse in die praktische Anwendung ermöglicht heute eine präzise und effektive Behandlung verschiedenster gesundheitlicher Probleme beim Pferd. Die folgenden Abschnitte beleuchten die wichtigsten physiotherapeutischen Techniken im Detail und zeigen auf, wie sie sich gegenseitig ergänzen können, um optimale Behandlungsergebnisse zu erzielen.

„Die manuelle Therapie fördert nicht nur die Durchblutung und löst Muskelverspannungen, sondern unterstützt auch die lymphatische Drainage im Pferdekörper.“

2. 2. 1. Manuelle Therapie

Die manuelle Therapie ist ein zentraler Bestandteil der physiotherapeutischen Behandlung von Pferden und umfasst verschiedene Techniken, die durch geschulte Therapeuten mit den Händen ausgeführt werden [s77]. Diese Therapieform zielt darauf ab, Bewegungseinschränkungen zu beheben und die Funktionalität des Bewegungsapparates wiederherzustellen. Ein wesentlicher Aspekt der manuellen Therapie ist die Massage, die verschiedene positive Effekte auf den Pferdekörper hat. Sie fördert die Durchblutung, löst Muskelverspannungen und unterstützt die lymphatische Drainage [s78]. Bei der Durchführung einer Massage ist es wichtig, systematisch vorzugehen und die Reaktionen des Pferdes genau zu beobachten. Therapeuten beginnen meist mit sanften, oberflächlichen Streichungen und steigern den Druck allmählich entsprechend der individuellen Bedürfnisse des Pferdes [s79]. Die myofasziale Entspannung stellt eine spezielle Form der manuellen Therapie dar. Hierbei wird gezielter Druck auf das Bindegewebe (Faszien) ausgeübt, um Verklebungen zu lösen und die Beweglichkeit zu verbessern [s78]. Diese Technik erfordert besonderes Fingerspitzengefühl, da die Behandlung für das Pferd manchmal unangenehm sein kann. Erfahrene Therapeuten passen die Intensität kontinuierlich an die Reaktionen des Pferdes an [s80]. Ein weiterer wichtiger Bestandteil sind gezielte Dehnungsübungen. Diese helfen dabei, die normale Muskellänge wiederherzustellen und Versteifungen vorzubeugen [s78]. Die Dehnungen sollten stets langsam und kontrolliert durchgeführt werden. Ein praktisches Beispiel ist das vorsichtige Vorführen eines Vorderbeins, wobei das Bein etwa 30 Sekunden in der Position gehalten wird, um eine effektive Dehnung der hinteren Schultermuskulatur zu erreichen.

Die Gelenkmobilisation ist eine weitere zentrale Technik der manuellen Therapie [s81]. Dabei werden passive Bewegungen der Gelenke durchgeführt, um deren Beweglichkeit zu verbessern und die Gelenkschmierung zu optimieren [s78]. Diese Technik erfordert fundierte anatomische Kenntnisse und sollte ausschließlich von ausgebildeten Fachkräften durchgeführt werden. Die NeuroSomatische Therapie stellt einen integrativen Ansatz dar, bei dem strukturelle und biomechanische Muster analysiert und korrigiert werden [s82].

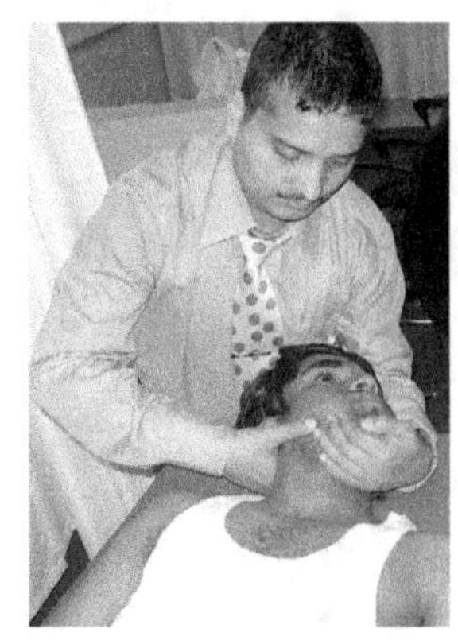

Gelenkmobilisation [i44]

Diese Therapieform ist besonders effektiv bei chronischen Beschwerden und berücksichtigt das komplexe Zusammenspiel von Muskeln, Sehnen und Bändern. Moderne Physiotherapiezentren kombinieren manuelle Therapie häufig mit technologischen Hilfsmitteln wie Video-Bewegungsanalysen [s83]. Dies ermöglicht eine präzise Dokumentation der Behandlungsfortschritte und eine kontinuierliche Anpassung der Therapie. Für den langfristigen Erfolg der Behandlung ist die Nachsorge von großer Bedeutung. Therapeuten entwickeln oft individuelle Übungsprogramme, die Pferdebesitzer zwischen den Behandlungen durchführen können [s79]. Diese können beispielsweise aus einfachen Dehnübungen oder kontrollierten Bewegungsabläufen bestehen. Die Wirksamkeit der manuellen Therapie basiert auf verschiedenen physiologischen Mechanismen. Neben den direkten mechanischen Effekten auf Gewebe und Gelenke wurden auch Einflüsse auf Hormonspiegel, parasympathische Aktivität und Durchblutung nachgewiesen [s77]. Dies erklärt die ganzheitliche Wirkung der Behandlung auf den Organismus. Ein professioneller Therapeut passt die Behandlung stets individuell an das jeweilige Pferd an, wobei Faktoren wie Alter, Kondition und eventuelle Vorerkrankungen berücksichtigt werden [s79]. Die Dauer und Intensität der Behandlung wird entsprechend der Reaktionen des Pferdes modifiziert, um optimale Ergebnisse zu erzielen.

Glossar

myofaszial

Bezieht sich auf die Behandlung von Muskeln und deren umgebenden Bindegewebsschichten. Die Therapie basiert auf der Erkenntnis, dass diese Gewebeschichten ein zusammenhängendes Netzwerk im ganzen Körper bilden.

NeuroSomatische Therapie

Eine ganzheitliche Behandlungsmethode, die die Verbindung zwischen Nervensystem und Körperstrukturen nutzt. Sie wurde in den 1980er Jahren entwickelt und kombiniert Elemente aus verschiedenen manuellen Therapieansätzen.

parasympathisch

Teil des autonomen Nervensystems, der für Erholung und Regeneration des Körpers zuständig ist. Wird auch als 'Ruhenerv' bezeichnet und fördert Verdauung sowie Entspannung.

2. 2. 2. Kinesiologisches Taping

Das kinesiologische Taping hat sich als innovative und effektive Behandlungsmethode in der Pferdegesundheit etabliert. Diese Technik, die ursprünglich aus der Humanmedizin stammt, nutzt elastische Tapestreifen, die speziell für die therapeutische Anwendung entwickelt wurden [s84]. Die Besonderheit liegt in der Beschaffenheit des Materials, das in seiner Dicke und Dehnbarkeit der oberflächlichen Hautschicht ähnelt und dadurch optimal mit dem Gewebe interagieren kann. Bei Pferden findet das kinesiologische Taping ein breites Anwendungsspektrum. Es wird erfolgreich bei Sehnen- und Bandproblemen, Gelenkdysfunktionen sowie zur Behandlung von Schwellungen und Spinalfehlstellungen eingesetzt [s85]. Ein praktisches Beispiel ist die Behandlung einer Stute mit Rückenproblemen: Durch das gezielte Anbringen von Tapestreifen entlang der Rückenmuskulatur konnte nicht nur die Beweglichkeit verbessert, sondern auch eine deutlich positivere Grundstimmung des Pferdes erreicht werden. Die Wirkungsweise des kinesiologischen Tapings basiert auf verschiedenen Mechanismen. Durch die elastischen Eigenschaften des Materials entsteht ein sanfter Hebungseffekt der Haut, der die darunter liegenden Gewebeschichten beeinflusst [s84]. Diese Mikromanipulation führt zu einer verbesserten Durchblutung und unterstützt den Lymphabfluss, was besonders bei Schwellungen und Ödemen von Vorteil ist. Beispielsweise kann bei einem Pferd mit einer Gelenksschwellung das Tape in einer speziellen Lymphtechnik angelegt werden, wodurch der Heilungsprozess aktiv unterstützt wird. Ein weiterer wichtiger Aspekt ist die propriozeptive Wirkung des Tapings. Durch die konstante sanfte Stimulation der Hautrezeptoren wird das Körperbewusstsein des Pferdes verbessert [s85]. Dies ist besonders wertvoll bei der Korrektur von Haltungsfehlern oder zur Unterstützung der Rehabilitation nach Verletzungen. So kann beispielsweise bei einem Pferd mit Schulterproblematik durch gezieltes Taping die Muskelaktivierung optimiert und das Bewegungsmuster positiv beeinflusst werden. Die Anwendung des kinesiologischen Tapings erfordert fundierte Kenntnisse und praktische Erfahrung. Therapeuten müssen nicht nur die verschiedenen Tapingtechniken beherrschen, sondern auch über ein tiefes Verständnis der Pferdeanatomie und Biomechanik verfügen [s86]. In speziellen Fortbildungen lernen sie die korrekte Anlage der Tapes, die Auswahl der geeigneten Techniken und die Beurteilung der individuellen Situation des

Pferdes. Besonders hervorzuheben ist die Vielseitigkeit des kinesiologischen Tapings. Es kann sowohl in der akuten Phase einer Verletzung als auch bei chronischen Problemen eingesetzt werden [s84]. Die Methode lässt sich zudem hervorragend mit anderen physiotherapeutischen Techniken kombinieren. Ein praktisches Beispiel ist die Kombination von manualtherapeutischen Techniken mit unterstützendem Taping, wodurch die Behandlungserfolge oft länger anhalten. Die Anwendung erfolgt dabei stets nach einem systematischen Vorgehen: Zunächst wird eine gründliche Analyse der Problematik durchgeführt, anschließend die passende Tapingtechnik ausgewählt und das Tape unter Berücksichtigung der individuellen Anatomie und Bewegungsmuster des Pferdes angebracht [s87]. Die Wirkung sollte dabei kontinuierlich überwacht werden, um gegebenenfalls Anpassungen vornehmen zu können. Ein weiterer Vorteil des kinesiologischen Tapings ist die Möglichkeit der verlängerten therapeutischen Einwirkung zwischen den Behandlungsterminen [s84]. Das Tape kann, je nach Anwendung und Hautverträglichkeit, mehrere Tage am Pferd verbleiben und unterstützt in dieser Zeit kontinuierlich den Heilungsprozess. Dies ist besonders wertvoll bei der Behandlung chronischer Beschwerden oder in der Rehabilitationsphase nach Verletzungen.

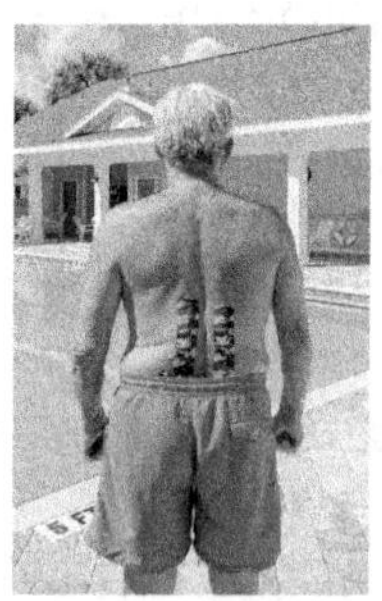

kinesiologisches Taping [i45]

Glossar

propriozeptiv
Bezieht sich auf die Eigenwahrnehmung des Körpers im Raum
durch spezielle Sinneszellen in Muskeln, Sehnen und Gelenken.
Diese Wahrnehmung ist wichtig für Gleichgewicht und
Koordination.

2. 2. 3. Massagetechniken

ie Massagetherapie beim Pferd umfasst verschiedene spezialisierte Techniken, die gezielt eingesetzt werden, um die Gesundheit und Leistungsfähigkeit des Tieres zu fördern [s88]. Anders als bei oberflächlichen Streicheleinheiten handelt es sich um systematische Behandlungsmethoden, die fundierte anatomische Kenntnisse erfordern.

Eine zentrale Technik ist das <u>Shiatsu</u>, eine aus Japan stammende Massageform. Hierbei wird gezielter Druck mit Fingern, Händen, Ellbogen und sogar Knien auf spezifische Punkte entlang der Energiebahnen (<u>Meridiane</u>) ausgeübt [s88]. Ein erfahrener Therapeut kann beispielsweise bei einem Pferd mit verspannter Rückenmuskulatur durch systematisches Arbeiten entlang der Blasenmeridiane Blockaden lösen. Die Behandlung beginnt dabei stets sanft und

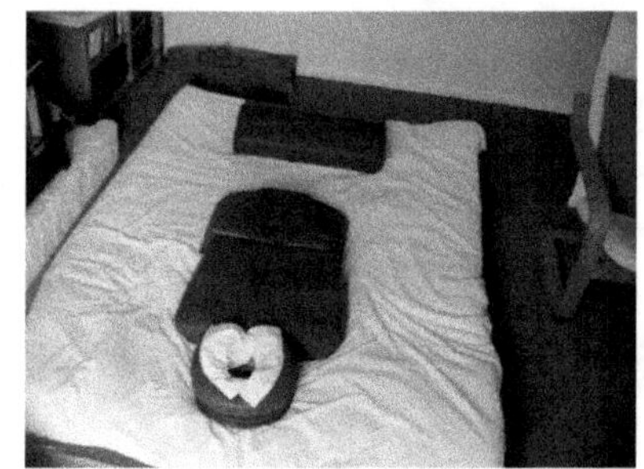

Shiatsu [i46]

wird in ihrer Intensität den Reaktionen des Pferdes angepasst. Die <u>Akupressur</u> stellt eine weitere wichtige Massagetechnik dar, bei der mit den Fingerspitzen Druck auf bestimmte Körperpunkte ausgeübt wird [s88] [s89]. Diese Punkte entsprechen den aus der traditionellen chinesischen Medizin bekannten Akupunkturpunkten. Ein praktisches Anwendungsbeispiel ist die Behandlung des "Blasen 60"-Punktes am Hinterbein zur Linderung von Verspannungen in der Lendenmuskulatur. Der Therapeut übt dabei für etwa 30-60 Sekunden sanften, kreisenden Druck aus. Besonders bei jungen Pferden hat sich eine Kombination aus verschiedenen Massagetechniken als vorteilhaft erwiesen [s90]. Gerade während der Wachstumsphasen können regelmäßige Behandlungen helfen, einseitige Belastungen auszugleichen und ein besseres Körperbewusstsein zu entwickeln. Ein typisches Behandlungsprotokoll könnte beispielsweise aus einer 15-minütigen Shiatsumassage gefolgt von gezielter Akupressur an relevanten Punkten bestehen. Die therapeutische Wirkung der Massagen basiert auf verschiedenen physiologischen Mechanismen [s91]. Neben der direkten mechanischen Einwirkung auf das Gewebe werden auch energetische Aspekte berücksichtigt. Die Behandlung zielt darauf ab, Blockaden zu lösen und den Energiefluss im Körper zu harmonisieren. Dies kann sich positiv auf die Bewegungsqualität und das allgemeine Wohlbefinden des Pferdes auswirken. Für den nachhaltigen Behandlungserfolg ist die richtige Frequenz und Intensität der Massagen entscheidend [s88]. Bei akuten Problemen können mehrere Behandlungen pro Woche sinnvoll sein, während zur Prävention oft monatliche Sitzungen ausreichen. Ein individueller Behandlungsplan berücksichtigt dabei Faktoren wie Alter, Nutzungsart und eventuelle Vorerkrankungen des Pferdes. Die Integration von Massagetechniken in ein ganzheitliches Therapiekonzept hat sich als besonders effektiv erwiesen [s90]. Dabei werden die Massagen mit gezielten Konditionierungsübungen kombiniert. Ein Beispiel wäre die Massage der Schultermuskulatur vor dem Einüben von Dehnungsübungen, um die Beweglichkeit zu optimieren. Die Wirksamkeit der Behandlung lässt sich durch regelmäßige Dokumentation der Fortschritte überprüfen. Therapeuten achten dabei besonders auf Veränderungen in der Muskelspannung, der Bewegungsqualität und dem allgemeinen Verhalten des Pferdes. Diese Beobachtungen fließen in die weitere Behandlungsplanung ein und ermöglichen eine kontinuierliche Optimierung der Therapie.

Glossar

Akupressur

Eine Heilmethode, bei der durch Fingerdruck auf bestimmte
Körperpunkte Beschwerden gelindert werden können, basierend auf
dem gleichen Prinzip wie Akupunktur, jedoch ohne Nadeln

Meridian

Unsichtbare Energieleitbahnen im Körper, die nach traditioneller
fernöstlicher Medizin die Lebensenergie transportieren und ein
Netzwerk von über 360 Punkten verbinden

Shiatsu

Eine ganzheitliche Behandlungsmethode aus der traditionellen
japanischen Heilkunst, die auf der Theorie der Lebensenergie 'Ki'
basiert und durch sanften bis tiefen Druck die Selbstheilungskräfte
aktiviert

Zusammenfassung - 2. 2. Physiotherapie

- Die manuelle Therapie kombiniert Massage, myofasziale Entspannung und Gelenkmobilisation zur Wiederherstellung der Funktionalität des Bewegungsapparates

- Die NeuroSomatische Therapie analysiert und korrigiert strukturelle und biomechanische Muster bei chronischen Beschwerden

- Moderne Physiotherapiezentren nutzen Video-Bewegungsanalysen zur präzisen Dokumentation der Behandlungsfortschritte

- Manuelle Therapie beeinflusst nachweislich Hormonspiegel, parasympathische Aktivität und Durchblutung

- Kinesiologisches Taping nutzt elastische Streifen, die in Dicke und Dehnbarkeit der Hautschicht ähneln

- Die Mikromanipulation durch Taping verbessert Durchblutung und Lymphabfluss durch einen Hebungseffekt der Haut

- Die propriozeptive Wirkung des Tapings optimiert das Körperbewusstsein durch konstante Stimulation der Hautrezeptoren

- Shiatsu-Massage arbeitet systematisch entlang der Meridiane mit Druck durch Finger, Hände, Ellbogen und Knie

- Akupressur behandelt spezifische Punkte wie "Blasen 60" zur gezielten Lösung von Verspannungen

- Die Integration von Massagetechniken mit Konditionierungsübungen zeigt besondere therapeutische Effektivität

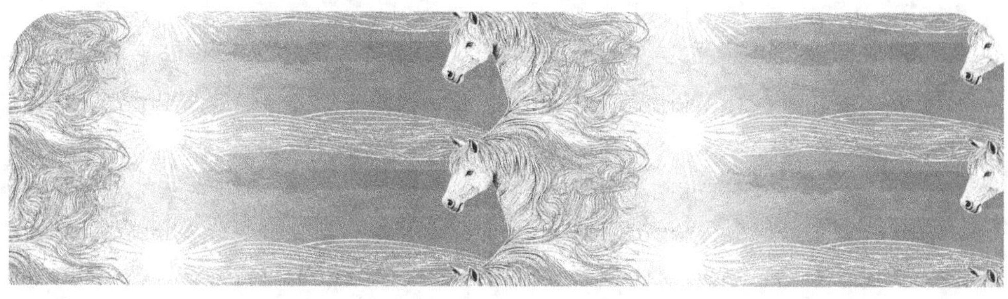

2. 3. Alternative Therapien

ie Suche nach wirksamen und verträglichen Therapieformen für Pferde beschäftigt Tiermediziner und Pferdehalter gleichermaßen. Während die klassische Schulmedizin unverzichtbare Behandlungsmethoden bietet, wächst das Interesse an ergänzenden Therapieansätzen stetig. Doch welche alternativen Behandlungsmethoden haben sich in der Pferdemedizin etabliert? Wie lässt sich ihre Wirksamkeit wissenschaftlich einordnen? Und welche Rolle können sie im Gesamtkonzept der Pferdegesundheit spielen? Die folgenden Abschnitte beleuchten vier bedeutende alternative Therapieformen - Akupunktur, Osteopathie, Homöopathie und Bachblütentherapie. Jede dieser Methoden basiert auf eigenen theoretischen Grundlagen und praktischen Erfahrungen. Eine sachliche Betrachtung ihrer Möglichkeiten und Grenzen hilft Pferdehaltern und Therapeuten, fundierte Entscheidungen für das Wohl ihrer Tiere zu treffen.

„Die Akupunktur fördert nachweislich die Freisetzung von mesenchymalen Stammzellen in den Blutkreislauf, die ihrerseits entzündungshemmende Proteine und körpereigene Opioide produzieren.“

2. 3. 1. Akupunktur

Die Akupunktur, ein jahrtausendealtes Heilverfahren aus China, gewinnt in der modernen Pferdemedizin zunehmend an Bedeutung [s92]. Als Teil der Traditionellen Chinesischen Veterinärmedizin (TCVM) basiert sie auf dem Konzept des Qi - der Körperenergie - und zielt darauf ab, ein harmonisches Gleichgewicht im Organismus herzustellen [s93]. Bei der praktischen Durchführung werden sehr feine Nadeln an spezifischen Körperpunkten platziert. Diese Akupunkturpunkte zeichnen sich durch eine besonders hohe Konzentration von freien Nervenendigungen, Arteriolen, Mastzellen und lymphatischen Gefäßen aus [s93]. Wissenschaftliche Untersuchungen haben gezeigt, dass die Stimulation dieser Punkte zur vermehrten Ausschüttung von Endorphinen, entzündungshemmenden Substanzen und Hormonen führt [s94]. Ein besonders innovativer Ansatz ist die Elektroakupunktur, bei der zusätzlich ein schwacher elektrischer Strom zwischen zwei Nadeln angelegt wird [s92]. Diese moderne Variante fördert nachweislich die Freisetzung von mesenchymalen Stammzellen (MSCs) in den Blutkreislauf, die ihrerseits entzündungshemmende Proteine und körpereigene Opioide produzieren [s95]. Das Anwendungsspektrum der Akupunktur bei Pferden ist bemerkenswert breit. In der Reproduktionsmedizin wird sie erfolgreich bei Problemen wie Anöstrus, Uterusinfektionen oder verminderter Libido bei Hengsten eingesetzt [s96]. Bei der Behandlung von Atemwegserkrankungen, einschließlich Asthma, zeigt die Akupunktur vielversprechende Ergebnisse [s97]. Besonders bewährt hat sie sich bei muskuloskelettalen Beschwerden wie Nackensteifheit, Rückenschmerzen und arthritischen Veränderungen [s92]. Eine typische Behandlungssitzung dauert etwa eine Stunde, wobei die meisten Pferde die Prozedur gut tolerieren und sich während der Behandlung entspannen. In manchen Fällen kann eine leichte Sedierung hilfreich sein [s92]. Für den Behandlungserfolg sind in der Regel mindestens drei Sitzungen erforderlich [s92]. Ein erfahrener Therapeut wird vor Behandlungsbeginn eine gründliche $1 Untersuchung durchführen und mögliche Triggerpunkte identifizieren [s92]. Praktische Erfahrungen zeigen, dass die Akupunktur besonders effektiv ist, wenn sie als ergänzende Therapie zur konventionellen Behandlung eingesetzt wird [s98]. So kann sie beispielsweise die Heilungszeit von Sehnenverletzungen verkürzen oder die Wirksamkeit klassischer Schmerztherapien verstärken [s93]. Bei chronischen Erkrankungen wie

Arthrose berichten viele Pferdehalter von einer deutlichen Verbesserung der Beweglichkeit ihrer Tiere und einer Reduktion der benötigten Schmerzmedikamente. Ein wichtiger Aspekt der TCVM ist die individuelle Betrachtung jedes Pferdes. Nach diesem Konzept hat jedes Tier eine spezifische, mit den fünf Elementen verbundene Persönlichkeit, die bei der Behandlungsplanung berücksichtigt werden muss [s93]. Der Therapeut erstellt darauf basierend einen maßgeschneiderten Behandlungsplan, der verschiedene Techniken wie klassische Nadelung, Elektroakupunktur, Aquapunktur oder die Massage von Akupunkturpunkten umfassen kann [s93]. Für Pferdebesitzer ist es wichtig zu verstehen, dass Akupunktur keine Wundertherapie ist und nicht als alleinige Behandlungsmethode eingesetzt werden sollte [s97]. Vielmehr entfaltet sie ihre beste Wirkung als Teil eines ganzheitlichen Therapiekonzepts, das sowohl traditionelle als auch moderne Behandlungsmethoden einschließt [s98]. Die zunehmende Anzahl spezialisierter Zentren und qualifizierter Therapeuten [s99] macht diese wertvolle Therapieform heute für viele Pferdebesitzer zugänglich.

Glossar

Anöstrus
Eine Phase sexueller Inaktivität bei Stuten, in der keine
Rossesymptome auftreten

Aquapunktur
Eine Variante der Akupunktur, bei der Flüssigkeiten in
Akupunkturpunkte injiziert werden

Arteriole
Kleine Arterien mit einem Durchmesser von 0,04 bis 0,1
Millimetern, die den Blutfluss in den Geweben regulieren

Endorphin
Körpereigene Schmerzmittel, die auch als 'Glückshormone' bekannt
sind und das Wohlbefinden steigern

Mastzelle
Spezielle Immunzellen, die wichtige Botenstoffe speichern und bei
Bedarf freisetzen können

Mesenchymale Stammzelle
Besondere Zellen im Körper, die sich in verschiedene Gewebetypen
wie Knochen, Knorpel oder Muskelgewebe entwickeln können

Qi
Eine fundamentale Lebensenergie nach chinesischer Vorstellung,
die durch unsichtbare Leitbahnen (Meridiane) im Körper fließt und
dessen Funktionen steuert

Triggerpunkt
Schmerzhafte Knoten in der Muskulatur, die bei Berührung
ausstrahlende Schmerzen verursachen können

2. 3. 2. Osteopathie

Die Osteopathie stellt eine ganzheitliche manuelle Therapieform dar, die den Körper als funktionelle Einheit betrachtet und auf natürliche Heilungsprozesse setzt [s100]. Bei Pferden hat sich diese Behandlungsmethode als besonders wertvoll erwiesen, da sie ohne invasive Eingriffe oder zusätzliche Medikamente auskommt [s101]. Die Grundprinzipien der osteopathischen Behandlung basieren auf der Annahme, dass alle Körpersysteme in einer engen Wechselbeziehung zueinander stehen. Der Therapeut nutzt seine geschulten Hände, um Funktionsstörungen im Bewegungsapparat, den inneren Organen und dem Nervensystem zu ertasten und zu behandeln. Dabei werden sanfte Techniken eingesetzt, die die Selbstheilungskräfte des Körpers aktivieren.

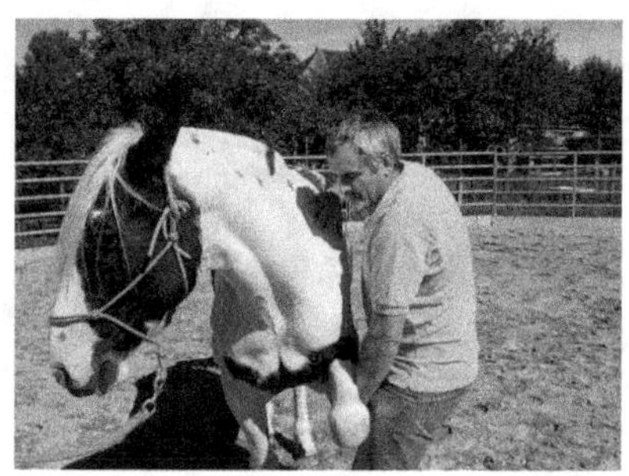

Osteopathie [i47]

Ein wesentlicher Aspekt der Pferdeosteopathie ist die ausführliche Erstuntersuchung. Der Therapeut beobachtet zunächst das Pferd in Ruhe und Bewegung, um Asymmetrien oder Bewegungseinschränkungen zu erkennen. Anschließend erfolgt eine systematische Palpation des gesamten Körpers. Besonders aufschlussreich ist dabei die Reaktion des Pferdes auf bestimmte Berührungen - ein Wegdrücken oder Ausweichen kann auf schmerzhafte

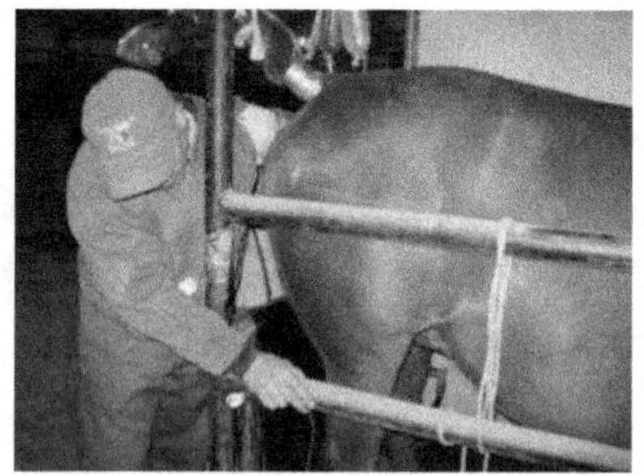

Palpation [i48]

Bereiche hinweisen. Die Behandlung selbst umfasst verschiedene Techniken

wie sanfte Mobilisationen, rhythmische Bewegungen und spezifische Impulstechniken. Ein erfahrener Osteopath wird beispielsweise bei einem Pferd mit Rückenproblemen nicht nur die offensichtlich schmerzhafte Region behandeln, sondern auch nach möglichen Ursachen in anderen Körperbereichen suchen. So können etwa Fehlstellungen im Beckenbereich zu Verspannungen im Rücken führen. Wissenschaftliche Studien belegen die positiven Effekte der osteopathischen Behandlung. So konnte nachgewiesen werden, dass die Therapie den mechanischen nozizeptiven Schwellenwert bei Pferden mit und ohne Rückenschmerzen erhöhen kann [s101]. Dies bedeutet praktisch eine verbesserte Schmerztoleranz und gesteigerte Beweglichkeit. Die Vorteile der osteopathischen Behandlung sind vielfältig. Neben der Verbesserung des allgemeinen Gesundheitszustands und des emotionalen Wohlbefindens profitieren behandelte Pferde von einer verbesserten Gelenkmobilität und optimierten Genesung nach Verletzungen [s102]. Besonders interessant für Sportpferde ist die Möglichkeit, durch regelmäßige osteopathische Behandlungen die Leistungsfähigkeit zu steigern und das Verletzungsrisiko zu minimieren. Ein wichtiger Aspekt der modernen Pferdeosteopathie ist die Integration der Cranial-Osteopathie [s102]. Diese subtile Form der Behandlung befasst sich mit den feinen Bewegungen der Schädelknochen und deren Einfluss auf das gesamte System. Gerade bei Kopfscheu oder nach Zahnbehandlungen kann diese spezielle Technik sehr hilfreich sein. Für eine erfolgreiche Behandlung ist die Zusammenarbeit zwischen Osteopath, Tierarzt und Pferdebesitzer essentiell. Der Besitzer sollte nach der Behandlung einige grundlegende Verhaltensregeln beachten: Das Pferd sollte für 24-48 Stunden keine intensive Arbeit leisten, aber leichte Bewegung ist förderlich. Auch sollte auf weichem Boden gearbeitet werden, um dem Körper die Möglichkeit zu geben, sich neu zu organisieren. Die 2013 gegründete Berufsorganisation für Pferdeosteopathen trägt durch Forschung und Weiterbildung zur stetigen Weiterentwicklung dieser Therapieform bei [s100]. Dies gewährleistet hohe Qualitätsstandards und eine kontinuierliche Verbesserung der Behandlungsmethoden. Für Pferdebesitzer ist es wichtig zu wissen, dass die Osteopathie sowohl präventiv als auch therapeutisch eingesetzt werden kann. Regelmäßige Check-ups können helfen, Probleme frühzeitig zu erkennen und zu behandeln, bevor sie sich manifestieren. Bei akuten Beschwerden empfiehlt sich zunächst eine tierärztliche Abklärung, bevor die osteopathische Behandlung als ergänzende Therapie eingesetzt wird.

2. 3. 3. Homöopathie

Die Homöopathie als komplementäre Therapieform in der Pferdemedizin wird kontrovers diskutiert. Während einige Therapeuten und Pferdebesitzer von positiven Erfahrungen berichten, mahnen Veterinärorganisationen wie die Royal College of Veterinary Surgeons und die British Veterinary Association zur Vorsicht bei der Anwendung [s103]. Ein zentrales Prinzip der homöopathischen Behandlung ist die Individualtherapie. Dabei werden nicht primär die Krankheitssymptome, sondern das gesamte Erscheinungsbild des Pferdes - einschließlich Verhaltensweisen, Vorlieben und Abneigungen - in die Mittelfindung einbezogen [s104]. Diese ganzheitliche Betrachtungsweise kann besonders bei der Behandlung von Verhaltensstörungen von Bedeutung sein. Interessante Ergebnisse zeigt eine Studie zur Behandlung von stereotypischen Verhaltensweisen bei Pferden. Hier wurden spezifische homöopathische Mittel entsprechend der individuellen Konstitution und des jeweiligen Verhaltensproblems ausgewählt. Die tägliche Anwendung führte dabei zu messbaren Verbesserungen im Verhalten der Tiere [s105]. Bei der praktischen Durchführung ist es wichtig, dass Pferdebesitzer die Mittel regelmäßig und nach einem festgelegten Schema verabreichen. Die Dokumentation von Verhaltensänderungen in einem Therapietagebuch kann dabei sehr hilfreich sein. Ein bemerkenswerter Fallbericht beschreibt die erfolgreiche Behandlung eines Pferdes mit therapieresistenter Wundheilung. Nach erfolgloser konventioneller Behandlung einer tiefen Beinwunde führte die alternative Therapie innerhalb von fünf Wochen zur vollständigen Heilung. Die Nachbeobachtung über ein Jahr zeigte keine Rückfälle [s106]. Solche Einzelfallberichte können wichtige Hinweise für weitere Forschung liefern, ersetzen aber keine systematischen Studien. Die wissenschaftliche Bewertung der Homöopathie in der Veterinärmedizin gestaltet sich schwierig. Zahlreiche randomisierte kontrollierte Studien konnten bisher keine Wirkung nachweisen, die über den Placebo-Effekt hinausgeht [s103]. Dies führt zu der Empfehlung, homöopathische Behandlungen ausschließlich begleitend zu evidenzbasierten Therapien einzusetzen und nicht als alleinige Behandlungsmethode [s103]. Für Pferdebesitzer und Therapeuten ist es wichtig zu wissen, dass die Anwendung homöopathischer Mittel die tierärztliche Behandlung nicht ersetzen, sondern nur ergänzen sollte. Bei akuten oder schweren Erkrankungen muss immer zuerst eine veterinärmedizinische Diagnose gestellt werden. Die Entscheidung für oder gegen eine begleitende homöopathische Behandlung sollte in Absprache mit dem behandelnden Tierarzt getroffen werden. Eine wachsende Datenbank von klinischen Studien und Fallberichten zur veterinärmedizinischen Homöopathie dient als Ressource für die weitere Forschung [s107]. Angesichts globaler Herausforderungen wie der zunehmenden Antibiotikaresistenz besteht ein dringender Bedarf an hochwertigen wissenschaftlichen Untersuchungen, um die Rolle der Homöopathie in der modernen Pferdemedizin besser zu verstehen [s106]. Für die praktische Anwendung empfiehlt sich ein strukturiertes Vorgehen: Zunächst sollte eine gründliche <u>Anamnese</u> erfolgen, die neben den aktuellen Beschwerden auch das Temperament des Pferdes, seine Lebensgewohnheiten und bisherige Erkrankungen erfasst. Die Mittelwahl erfolgt dann nach dem Ähnlichkeitsprinzip durch einen qualifizierten Therapeuten. Die Behandlung erfordert Geduld, kann aber bei konsequenter Durchführung zu positiven Ergebnissen führen [s105].

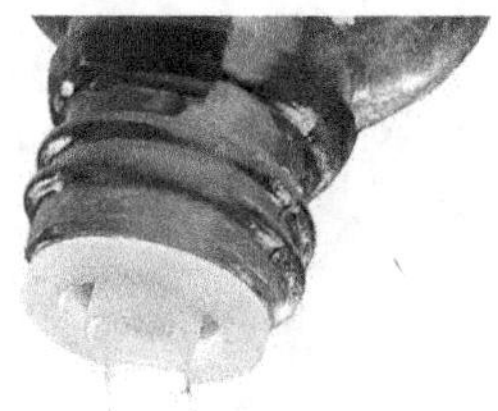

Homöopathie [i49]

Glossar

Anamnese

Die systematische Befragung zur Vorgeschichte einer Erkrankung,
einschließlich aller relevanten gesundheitlichen Ereignisse und
Lebensumstände

Homöopathie

Eine von Samuel Hahnemann begründete alternative Heilmethode,
die auf dem Prinzip 'Ähnliches wird durch Ähnliches geheilt' basiert
und mit stark verdünnten Wirkstoffen arbeitet

Konstitution

Die Gesamtheit der körperlichen und seelischen Eigenschaften eines
Lebewesens, die seine individuelle Beschaffenheit und
Widerstandskraft bestimmen

2. 3. 4. Bachblüten

Bachblüten, entwickelt in den 1930er Jahren von Dr. Bach, stellen eine sanfte Form der alternativen Therapie dar, die besonders auf die emotionale Gesundheit von Pferden abzielt [s108]. Das System basiert auf 38 verschiedenen Blütenessenzen, die aus spezifischen Pflanzen, Bäumen und in einigen Fällen Mineralien gewonnen werden [s109]. Diese völlig ungiftigen Essenzen können das emotionale und physische Gleichgewicht des Pferdes auf natürliche Weise unterstützen. Die Grundidee dieser Therapieform beruht auf dem holistischen Ansatz, dass körperliche Erkrankungen eine emotionale Komponente haben und daher ganzheitlich behandelt werden sollten [s110]. Dies macht Bachblüten zu einer wertvollen ergänzenden Therapieoption, besonders bei verhaltensbezogenen und emotionalen Problemen. Das Anwendungsspektrum bei Pferden ist bemerkenswert breit. Besonders bewährt haben sich Bachblüten bei:

- Übermäßigem Grooming-Verhalten
- Dominanzproblemen im Herdenverband
- Trennungsängsten
- Schockzuständen
- Genesungsphasen nach Operationen [s110]

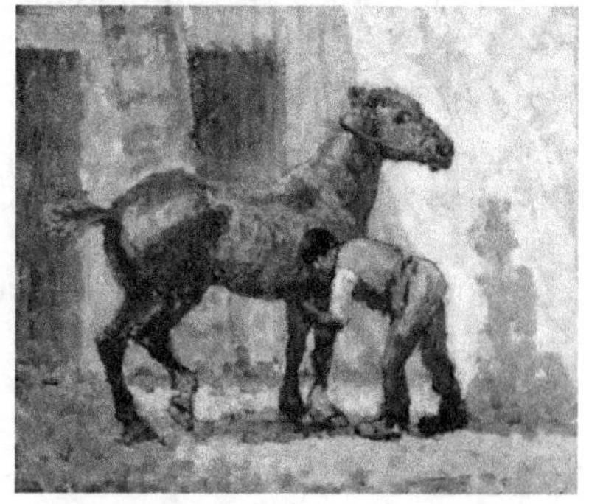

Grooming-Verhalten [i50]

Die praktische Anwendung gestaltet sich unkompliziert. Die Essenzen können direkt auf die Zunge oder das Zahnfleisch des Pferdes gegeben oder dem Trinkwasser beigefügt werden. Die empfohlene Dosierung liegt bei zwei bis vier Anwendungen täglich [s109]. Bei der Verwendung im Trinkwasser werden etwa 10 Tropfen pro Wasserbehälter empfohlen, wobei das Risiko einer Überdosierung als sehr gering einzustufen ist [s111]. Eine Besonderheit der Bachblütentherapie ist die Möglichkeit der individuellen

Zusammenstellung. Jede der 38 Blütenessenzen zielt auf einen spezifischen emotionalen Zustand ab [s108]. Ein erfahrener Therapeut wird nach einer gründlichen Analyse des Pferdecharakters und der vorliegenden Problematik eine maßgeschneiderte Kombination verschiedener Essenzen erstellen. Die Rescue-Mischung, eine spezielle Kombination aus fünf Blütenessenzen, hat sich besonders in akuten Stresssituationen bewährt. Sie hilft dabei, die emotionale Balance wiederherzustellen und kann beispielsweise vor Turnieren oder Transporten eingesetzt werden [s109]. Erste Wirkungen zeigen sich meist nach ein bis zwei Wochen regelmäßiger Anwendung [s109]. Für nachhaltige Ergebnisse wird eine Behandlungsdauer von mindestens drei Monaten empfohlen [s112]. Die Therapie kann problemlos mit anderen Behandlungsformen kombiniert werden [s113], was sie zu einer wertvollen Ergänzung der konventionellen Veterinärmedizin macht. Besonders interessant ist die Verwendung von Bachblüten in der präventiven Gesundheitsfürsorge. Sie können helfen, emotionale Ungleichgewichte frühzeitig auszugleichen, bevor sich diese in körperlichen Symptomen manifestieren. Dies macht sie zu einem wertvollen Werkzeug im ganzheitlichen Gesundheitsmanagement von Pferden. Die zunehmende Akzeptanz dieser Therapieform zeigt sich auch darin, dass immer mehr Veterinärkliniken und Tierschutzorganisationen Bachblüten als sanfte Alternative zur Unterstützung von Tieren mit emotionalen Problemen einsetzen [s113]. Dabei wird besonders geschätzt, dass die natürliche Persönlichkeit des Pferdes erhalten bleibt und lediglich unerwünschte Verhaltensmuster harmonisiert werden.

Glossar

Grooming-Verhalten
Natürliches Pflegeverhalten bei Pferden, bei dem sie sich gegenseitig oder selbst putzen und kratzen. Dient der Fellpflege und sozialen Bindung.

holistisch
Betrachtungsweise, die alle Aspekte eines Systems als Ganzes berücksichtigt, statt sie einzeln zu analysieren.

- Die Akupunktur führt nachweislich zur Freisetzung von mesenchymalen Stammzellen und körpereigenen Opioiden.

- Elektroakupunktur verstärkt die therapeutische Wirkung durch schwache elektrische Ströme zwischen den Nadeln.

- Akupunkturpunkte weisen eine hohe Konzentration von Arteriolen, Mastzellen und lymphatischen Gefäßen auf.

- Die osteopathische Behandlung erhöht den mechanischen nozizeptiven Schwellenwert bei Pferden mit Rückenschmerzen.

- Die Cranial-Osteopathie behandelt feine Bewegungen der Schädelknochen und deren systemische Auswirkungen.

- Eine systematische Palpation des gesamten Pferdekörpers ermöglicht die Identifikation von Funktionsstörungen.

- Homöopathische Behandlungen zeigten in Studien Erfolge bei stereotypischen Verhaltensweisen basierend auf der individuellen Konstitution.

- Die Dokumentation von Verhaltensänderungen in einem Therapietagebuch ist essentiell für die homöopathische Behandlung.

- Bachblüten bestehen aus 38 verschiedenen Blütenessenzen und zielen primär auf die emotionale Gesundheit ab.

- Die Rescue-Mischung aus fünf spezifischen Blütenessenzen wird erfolgreich bei akuten Stresssituationen eingesetzt.

- Übermäßiges Grooming-Verhalten kann durch gezielte Bachblütentherapie positiv beeinflusst werden.

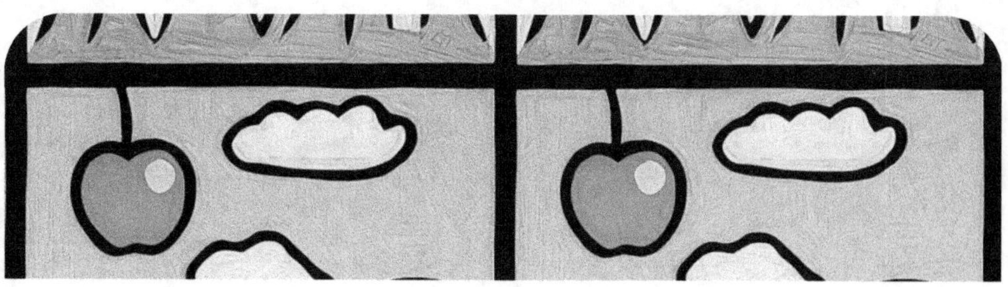

Rückblick - 2. Natürliche Heilmethoden

- Heilkräuter wie Thymian und Eukalyptus wirken effektiv bei Atemwegserkrankungen durch ihre ätherischen Öle.
- Wasserlösliches Curcumin reduziert nachweislich die Produktion schädlicher Sauerstoffverbindungen.
- Die Kombination von Minze und Fenchel unterstützt synergistisch die Schleimlösung.
- Löwenzahn optimiert die Magensäureproduktion und unterstützt die natürlichen Darmbewegungen.
- Alfalfa wirkt als natürlicher Puffer im Verdauungstrakt und fördert die Faserverdauung.
- Die myofasziale Entspannung löst gezielt Verklebungen im Bindegewebe durch kontrollierten Druck.
- Elektroakupunktur fördert die Freisetzung von mesenchymalen Stammzellen in den Blutkreislauf.
- Die Cranial-Osteopathie behandelt die feinen Bewegungen der Schädelknochen und deren systemische Auswirkungen.
- Homöopathische Behandlungen zeigten in Studien messbare Verbesserungen bei stereotypischem Verhalten.
- Bachblüten unterstützen nachweislich die emotionale Balance, besonders in Stresssituationen wie Turnieren.
- Die Rescue-Mischung aus fünf spezifischen Bachblüten hilft akut bei der Wiederherstellung des emotionalen Gleichgewichts.
- Während diese natürlichen Heilmethoden beeindruckende Erfolge zeigen, ist eine fundierte medizinische Grundversorgung dennoch unerlässlich - wie genau diese aussehen sollte, erfahren Sie im nächsten Kapitel.

3. Medizinische Grundversorgung

ie medizinische Grundversorgung von Pferden erfordert fundiertes Wissen, sorgfältige Planung und schnelles Handeln im Notfall. Doch welche Materialien sollten in einer gut ausgestatteten Stallapotheke vorhanden sein? Wie erkennt man die ersten Anzeichen einer Kolik und welche Sofortmaßnahmen sind dann zu ergreifen? Die regelmäßige Gesundheitsvorsorge durch Impfungen, Wurmkuren und Zahnkontrollen bildet das Fundament für ein gesundes Pferdeleben. Dabei stellt sich die Frage nach der optimalen Frequenz dieser Maßnahmen und ihrer korrekten Durchführung. Auch die tägliche Hufpflege spielt eine zentrale Rolle - doch welche Aspekte sind dabei besonders zu beachten? Die folgenden Kapitel vermitteln essentielles Wissen zur medizinischen Grundversorgung von Pferden und geben konkrete Handlungsempfehlungen für Notfallsituationen. Denn nur wer vorbereitet ist und die wichtigsten Warnsignale kennt, kann im entscheidenden Moment richtig reagieren und seinem Pferd die bestmögliche Versorgung bieten.

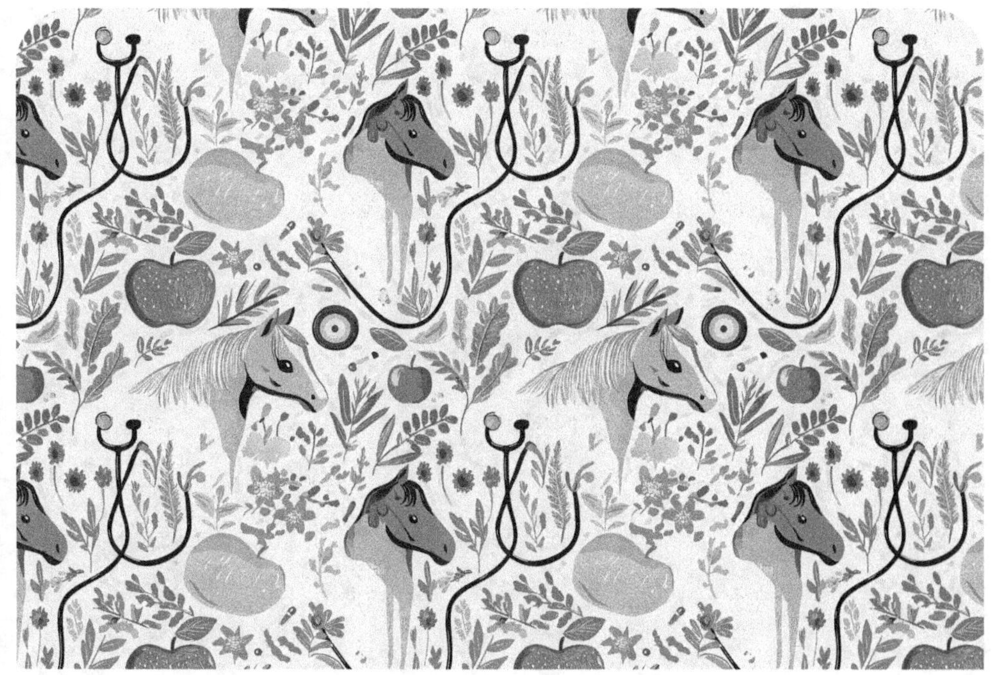

3. 1. Stallapotheke

Die Stallapotheke bildet das Herzstück der medizinischen Grundversorgung im Pferdestall. Doch was gehört wirklich hinein? Wie organisiert man die verschiedenen Materialien sinnvoll? Und welche rechtlichen Aspekte müssen bei der Aufbewahrung von Medikamenten beachtet werden? Eine durchdachte Stallapotheke ermöglicht nicht nur die schnelle Erstversorgung im Notfall, sondern unterstützt auch die tägliche Gesundheitspflege der Pferde. Die systematische Organisation von Verbandsmaterial, Medikamenten und Desinfektionsmitteln spielt dabei eine zentrale Rolle. Ebenso wichtig ist die regelmäßige Kontrolle der Bestände und Verfallsdaten. Die folgenden Abschnitte zeigen detailliert, wie Sie Ihre Stallapotheke professionell einrichten und dauerhaft funktionsfähig halten - damit Sie im Ernstfall optimal vorbereitet sind.

„Eine gut ausgestattete Stallapotheke ist für jeden Pferdehalter unverzichtbar, da sie die Erstversorgung im Notfall ermöglicht und bei der täglichen Gesundheitspflege unterstützt."

3. 1. 1. Grundausstattung

Eine gut ausgestattete Stallapotheke ist für jeden Pferdehalter unverzichtbar, da sie die Erstversorgung im Notfall ermöglicht und bei der täglichen Gesundheitspflege unterstützt. Die Grundausstattung sollte sorgfältig zusammengestellt und regelmäßig überprüft werden [s114].

Zu den essentiellen Bestandteilen gehören zunächst Verbandsmaterialien. Hierzu zählen elastische und nicht-elastische Binden in verschiedenen Breiten, sterile Kompressen, Verbandwatte und selbsthaftende Bandagen. Diese sollten stets in ausreichender Menge und verschiedenen Größen vorrätig sein. Für die Wundversorgung sind antiseptische Lösungen unerlässlich. Dabei empfiehlt es sich, sowohl färbende (z.B. Jod-basierte)

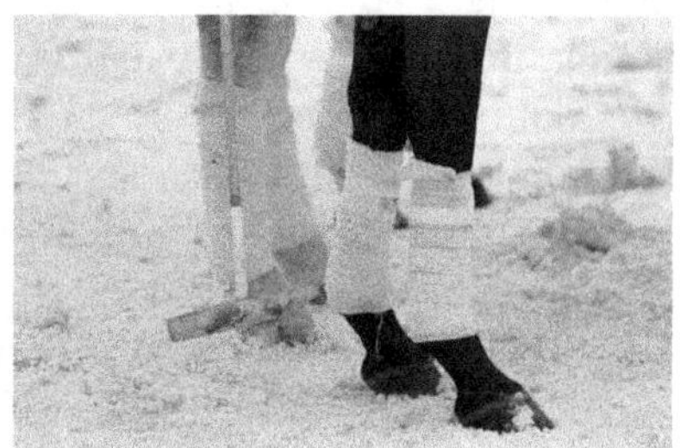

Verbandsmaterialien [i51]

als auch nicht-färbende Desinfektionsmittel vorrätig zu haben, da manche Verletzungen eine regelmäßige Wundkontrolle erfordern, die durch gefärbte Haut erschwert werden könnte [s114]. Ein weiterer wichtiger Aspekt ist die Dokumentation und Organisation von Notfallkontakten. Erstellen Sie eine wasserfeste Liste mit allen wichtigen Telefonnummern, insbesondere der Ihres Haustierarztes und nahegelegener Pferdekliniken. Diese Liste sollte gut sichtbar in der Stallapotheke angebracht werden. Ergänzen Sie diese um die Adressen der Einrichtungen, damit im Notfall keine wertvolle Zeit mit der Suche nach diesen Informationen verloren geht [s115].

Für akute Verletzungen ist eine Eispackung unverzichtbar [s115]. Halten Sie sowohl Instant-Kältekompressen als auch wiederverwendbare Kühlpacks bereit. Diese sollten in verschiedenen Größen verfügbar sein, um sowohl kleinere Verletzungen als auch größere Bereiche wie Gelenke effektiv kühlen zu können.

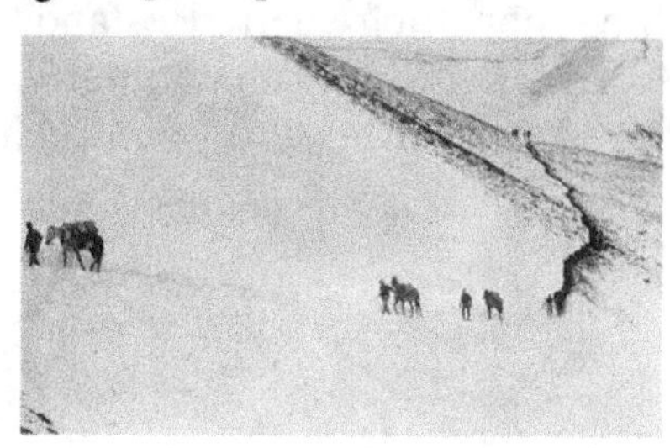

Eispackung [i52]

Die Aufbewahrung der Medikamente erfordert besondere Sorgfalt. Alle Arzneimittel sollten in einem verschließbaren, trockenen und kühlen Schrank gelagert werden. Führen Sie eine Liste mit den vorhandenen Medikamenten, ihren Verfallsdaten und Anwendungsgebieten. Überprüfen Sie diese Liste monatlich und ersetzen Sie abgelaufene oder bald ablaufende Medikamente rechtzeitig [s114]. Für

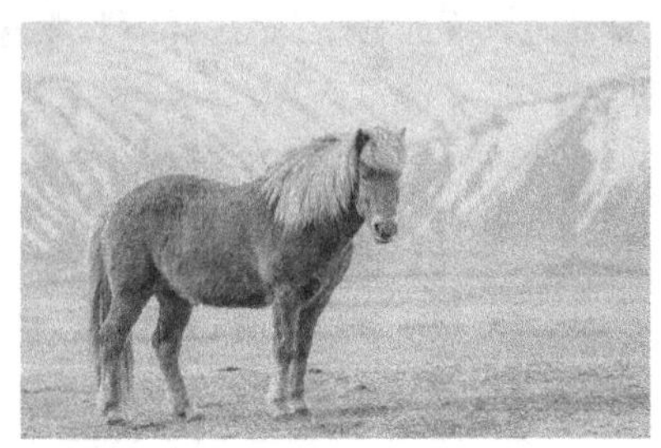

Medikamente [i53]

Notfallsituationen ist es wichtig, eine Reserve an Grundnahrung bereitzuhalten. Lagern Sie ausreichend Heu für mindestens drei Tage sowie eine kleine Menge des gewohnten Kraftfutters. Stellen Sie sicher, dass auch bei einem möglichen Stromausfall genügend Wasser zur Verfügung steht. Ein Vorrat von mindestens 30 Litern pro Pferd sollte immer bereitstehen [s114]. Besonders wichtig ist die sachgerechte Aufbewahrung aller Dokumente. Legen Sie einen wasserdichten Ordner an, in dem Sie Kopien aller wichtigen Papiere aufbewahren: Equidenpass, Impfnachweise, aktuelle Laborergebnisse und Eigentumsnachweise. Scannen Sie diese Dokumente zusätzlich ein und speichern Sie sie digital, um im Notfall schnellen Zugriff zu haben [s114]. Praktisch bewährt hat sich die Einrichtung eines übersichtlichen Ordnungssystems. Teilen Sie die Stallapotheke in klar gekennzeichnete Bereiche ein: Verbandsmaterial, Medikamente, Kühlung und Dokumente. Beschriften Sie alle Fächer deutlich und erstellen Sie einen Lageplan, damit auch andere Personen im Notfall alles schnell finden können. Die regelmäßige Wartung der Stallapotheke sollte in einem festen Rhythmus erfolgen. Legen Sie einen Wartungskalender an und kontrollieren Sie monatlich den Bestand, die Verfallsdaten und den Zustand aller Materialien. Dokumentieren Sie diese Kontrollen schriftlich, um den Überblick zu behalten und rechtzeitig Nachschub bestellen zu können.

3. 1. 2. Verbandsmaterial

ine professionelle Wundversorgung beim Pferd erfordert hochwertiges und zweckmäßig ausgewähltes Verbandsmaterial. Die richtige Auswahl und Anwendung der verschiedenen Materialien ist entscheidend für den Heilungserfolg. Für die Basisversorgung von Wunden sind sterile Kompressen in verschiedenen Größen unverzichtbar. Diese sollten einzeln verpackt sein, um Kontaminationen zu vermeiden. Bei der Anwendung ist darauf zu achten, dass die Kompresse die Wundränder großzügig überdeckt. Als praktische Faustregel gilt: Die Kompresse sollte mindestens 2-3 cm über die Wundränder hinausragen. Polsterwatte spielt eine wichtige Rolle beim Anlegen von Schutzverbänden. Sie verteilt den Druck gleichmäßig und verhindert das Einschneiden der äußeren Bandagen. Besonders bei Verbänden an den Gliedmaßen ist eine ausreichende Polsterung essentiell. Die Watte sollte dabei in mehreren Lagen aufgebracht werden, wobei jede Lage mit einer lockeren Fixierbinde gesichert wird. Elastische Binden sind ein weiterer unverzichtbarer Bestandteil der Verbandsmaterialien. Sie ermöglichen einen flexiblen, aber dennoch stabilen Verband. Bei der Anwendung ist die richtige Spannung entscheidend - zu fest angelegte Verbände können die Durchblutung beeinträchtigen, zu lockere Verbände rutschen. Als Orientierung dient: Der Verband sollte sich noch etwa einen Finger breit eindrücken lassen.

Selbsthaftende Bandagen haben sich besonders bei der Fixierung von Verbänden bewährt. Sie kleben nicht auf der Haut oder dem Fell, haften aber sehr gut auf sich selbst. Dies ermöglicht einen sicheren Halt ohne zusätzliche Befestigungsmittel. Bei der Anwendung sollte die Bandage mit leichter Spannung und überlappend gewickelt werden. Die Häufigkeit des Verbandswechsels richtet sich nach Art und Zustand der Wunde [s116]. Stark nässende Wunden erfordern

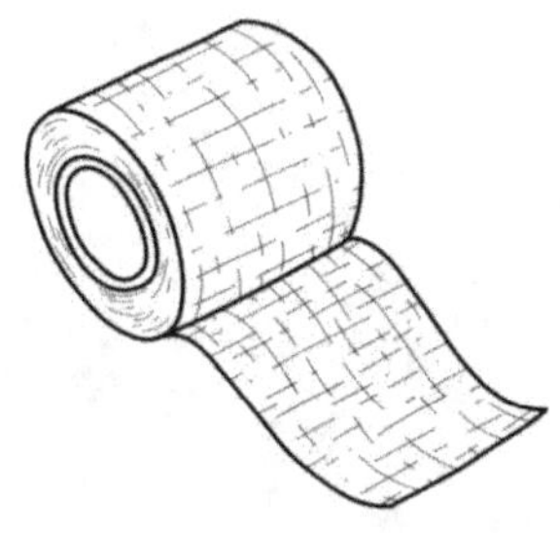

Selbsthaftende Bandagen [i54]

häufigere Wechsel als trockene, gut heilende Verletzungen. Bei jedem Verbandswechsel sollte die Wunde sorgfältig mit $1 Lösungen gereinigt werden [s117]. Dabei eignen sich besonders sterile Tupfer oder antiseptische Tücher für eine schonende Reinigung. In speziellen Fällen können auch

Gipsverbände notwendig werden [s116]. Diese bieten maximale Stabilität und reduzieren die Häufigkeit der Verbandswechsel deutlich. Allerdings sollten Gipsverbände nur unter tierärztlicher Aufsicht angelegt werden, idealerweise mit stationärer Überwachung des Pferdes. Für die sachgerechte Lagerung des Verbandsmaterials ist ein trockener, staubfreier Schrank ideal. Alle Materialien sollten in verschließbaren Behältern oder ihrer Originalverpackung aufbewahrt werden. Eine systematische Anordnung nach Verwendungszweck erleichtert das schnelle Auffinden im Bedarfsfall. Die regelmäßige Kontrolle der Vorräte ist essentiell. Dabei sollte nicht nur die Menge, sondern auch der Zustand der Materialien überprüft werden. Verschmutzte oder beschädigte Materialien müssen sofort aussortiert werden. Als Richtwert für die Mindestausstattung gilt: Pro Pferd sollten mindestens drei komplette Verbandssätze vorrätig sein. Ein praktischer Tipp für Notfälle: Packen Sie einen "Erste-Hilfe-Verbandsatz" in einer wasserdichten Box, die Sie auch auf Ausritte mitnehmen können. Dieser sollte kompakt, aber vollständig sein und mindestens Kompressen, eine elastische Binde und antiseptische Tücher enthalten. Die korrekte Dokumentation der Verbandswechsel ist wichtig für die Verlaufskontrolle. Notieren Sie Datum, verwendete Materialien und Beobachtungen zur Wundheilung. Diese Informationen sind besonders wertvoll für den behandelnden Tierarzt und ermöglichen eine optimale Anpassung der Behandlung.

3. 1. 3. Medikamente

Die sachgerechte Handhabung und Aufbewahrung von Medikamenten in der Stallapotheke erfordert besondere Sorgfalt und Verantwortungsbewusstsein. Grundsätzlich dürfen Medikamente nur in Absprache mit dem behandelnden Tierarzt eingesetzt und aufbewahrt werden [s118]. Dies gilt insbesondere für verschreibungspflichtige Arzneimittel. Ein wichtiger Bestandteil des Medikamentenmanagements ist die regelmäßige Entwurmung der Pferde. Hierfür sollte ein individueller Entwurmungsplan erstellt werden, der sich an der Parasitenlast des einzelnen Pferdes orientiert. Die Wirksamkeit der Wurmkur wird durch regelmäßige Kotuntersuchungen überprüft, bei denen die Eier pro Gramm Kot (<u>EPG</u>) bestimmt werden [s119]. Bei Fohlen beginnt man mit der Entwurmung bereits im Alter von zwei Monaten, wobei bestimmte Wirkstoffe erst ab dem fünften Lebensmonat eingesetzt werden dürfen [s119]. Besondere Vorsicht ist bei der Verwendung von Beruhigungsmitteln geboten. Diese sollten ausschließlich durch einen Tierarzt verabreicht werden und nur dann zum Einsatz kommen, wenn es medizinisch notwendig ist [s120]. Vor Reisen oder Transporten sollte man besonders zurückhaltend mit der Gabe von Medikamenten sein, da unerwartete Reaktionen auftreten können. Eine gute Praxis ist es, das Gewicht des Pferdes vor Reiseantritt zu dokumentieren, um mögliche gesundheitliche Veränderungen besser einschätzen zu können [s120]. Bei der Beschaffung von Medikamenten ist es essentiell, ausschließlich regulierte und seriöse Bezugsquellen zu nutzen [s118]. Die Verwendung von nicht zugelassenen oder vom Tierarzt nicht genehmigten Medikamenten ist strikt zu vermeiden. Dies gilt auch für Medikamente, die von ihrer lizenzierten Verwendung abweichen. Tierärzte haben die Möglichkeit, aus einem breiten Spektrum zugelassener, bedingt zugelassener oder indizierter Arzneimittel zu wählen [s121]. In bestimmten Fällen können auch <u>kompaktierte</u> Arzneimittel zum Einsatz kommen, allerdings nur wenn diese aus zugelassenen Produkten oder von der offiziellen Liste der <u>Bulk-Arzneistoffe</u> stammen. Die Verwendung solcher Präparate sollte jedoch auf Fälle beschränkt bleiben, in denen keine anderen zugelassenen Behandlungsoptionen zur Verfügung stehen [s121].

Ein praktischer Tipp für die Organisation der Medikamente ist die Führung eines Medikamentenbuches. Darin sollten folgende Informationen dokumentiert werden:
- Name des Medikaments
- Chargennummer
- Verfallsdatum
- Anwendungsgebiet
- Dosierung
- Datum der Anwendung
- Behandeltes Pferd
- Behandlungserfolg

Die Lagerung der Medikamente muss unter den vom Hersteller vorgegebenen Bedingungen erfolgen. Viele Präparate benötigen eine kühle und dunkle Umgebung. Ein abschließbarer Medikamentenschrank mit integriertem Kühlbereich hat sich in der Praxis bewährt. Die regelmäßige Kontrolle der Verfallsdaten und die sofortige Entsorgung abgelaufener Medikamente sind unerlässlich. Bei der Behandlung von Atemwegserkrankungen hat sich gezeigt, dass die Wahl des richtigen Antibiotikums entscheidend für den Behandlungserfolg ist [s122]. Die Entscheidung für ein bestimmtes Präparat sollte dabei immer auf der Erfahrung des behandelnden Tierarztes und möglichst auf einem Antibiogramm basieren.

Antibiogramm

Ein Labortest zur Bestimmung der Empfindlichkeit von Bakterien gegenüber verschiedenen Antibiotika, um die wirksamste Behandlung zu ermitteln

Bulk-Arzneistoff

Arzneimittel-Rohstoffe in größeren Mengen, die zur Herstellung von individuellen Medikamenten durch Apotheken verwendet werden

EPG

Maßeinheit zur Bestimmung des Wurmbefalls, die durch mikroskopische Untersuchung des Kots ermittelt wird und als Grundlage für die Entwurmungsstrategie dient

kompaktiert

Speziell aufbereitete und verdichtete Arzneimittel, die eine bessere Handhabung oder Dosierung ermöglichen

3. 1. 4. Desinfektionsmittel

esinfektionsmittel spielen eine zentrale Rolle in der Stallapotheke und sind unverzichtbar für die Gesunderhaltung der Pferde. Die richtige Auswahl und Anwendung dieser Mittel ist dabei von entscheidender Bedeutung für ihre Wirksamkeit [s123].

Grundsätzlich unterscheidet man verschiedene Arten von Desinfektionsmitteln, die je nach Einsatzgebiet und Anforderung ausgewählt werden sollten. Besonders bewährt haben sich phenolische Desinfektionsmittel, da sie auch in Gegenwart von organischem Material wie Kot oder Einstreu wirksam bleiben [s124]. Dies ist besonders wichtig, da viele Krankheitserreger wie <u>Rotaviren</u> oder <u>Salmonellen</u> in organischem Material überleben können [s125]. Für die tägliche

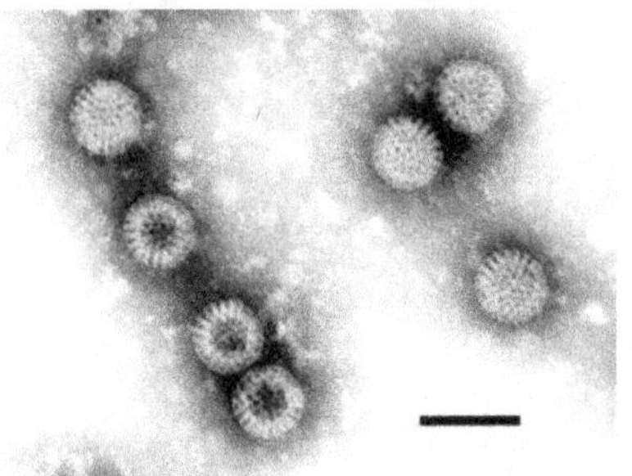

Rotaviren [i55]

Stallhygiene und bei Krankheitsausbrüchen ist ein systematisches Vorgehen erforderlich. Die vier essentiellen Schritte sind dabei: 1. Gründliche Entfernung allen organischen Materials 2. Reinigung mit Seife und gründliches Abspülen mit Wasser 3. Vollständiges Trocknen der Oberflächen 4. Aufbringen des Desinfektionsmittels unter Beachtung der vorgeschriebenen Einwirkzeit [s126] Bei der Handhabung von Desinfektionsmitteln ist die korrekte Dosierung entscheidend. Jedes Mittel muss gemäß den Herstellerangaben verdünnt und angewendet werden. Eine zu geringe Konzentration kann die Wirksamkeit beeinträchtigen, während eine zu hohe Konzentration gesundheitsschädlich sein kann [s127]. Im Falle eines Krankheitsausbruchs sind besondere Hygienemaßnahmen erforderlich. Infizierte Pferde müssen isoliert und alle Kontaktflächen desinfiziert werden. Dabei sollten separate Werkzeuge wie Besen, Schaufeln und Mistgabeln für infizierte Bereiche verwendet werden [s128]. Für die Handhygiene zwischen Pferdekontakten eignen sich besonders <u>Iodophore</u> oder alkoholbasierte Handdesinfektionsmittel [s128]. Die Ausrüstungsgegenstände erfordern besondere Aufmerksamkeit. Trensen, Halfter und andere Ausrüstungsteile müssen regelmäßig gereinigt und desinfiziert werden. Dabei hat sich folgendes Vorgehen bewährt: Zunächst gründliche mechanische Reinigung, dann Abwischen mit einem geeigneten Desinfektionstuch oder Besprühen mit Desinfektionsmittel und anschließendes Trocknen mit einem sauberen Tuch [s127].

Bei der Auswahl des Desinfektionsmittels sollten verschiedene Faktoren berücksichtigt werden:
- Wirkungsspektrum gegen spezifische Erreger
- Verträglichkeit mit den zu desinfizierenden Materialien
- Biologische Abbaubarkeit
- Wirtschaftlichkeit [s125]

Für die Stallapotheke empfiehlt sich die Bereithaltung verschiedener Desinfektionsmittel:
- Ein phenolisches Präparat für die allgemeine Stalldesinfektion
- Ein Iodophor für die Händedesinfektion und Instrumentenreinigung
- Ein alkoholbasiertes Handdesinfektionsmittel für die schnelle Zwischendesinfektion

Die sachgerechte Lagerung der Desinfektionsmittel erfolgt in einem separaten, verschließbaren Schrank, getrennt von Medikamenten und Verbandsmaterial. Alle Behälter müssen eindeutig gekennzeichnet sein und das ursprüngliche Etikett mit den Anwendungshinweisen muss erhalten bleiben [s127].

Glossar

Iodophor

Eine spezielle Form von Desinfektionsmittel, das Jod in einer
stabilen Verbindung mit einem Trägermolekül enthält. Es färbt sich
charakteristisch braun und hat eine besonders lange Wirkdauer.

Rotavirus

Eine Gruppe von Viren, die besonders bei jungen Fohlen schwere
Durchfallerkrankungen verursachen können. Sie sind sehr
widerstandsfähig und können mehrere Monate in der Umgebung
überleben.

Salmonelle

Bakterien, die schwere Magen-Darm-Erkrankungen bei Pferden
auslösen können. Sie sind besonders gefährlich, da sie auch auf
Menschen übertragbar sind und sich schnell im Stall ausbreiten
können.

Zusammenfassung - 3. 1. Stallapotheke

- Die Stallapotheke erfordert mindestens drei komplette Verbandssätze pro Pferd.

- Phenolische Desinfektionsmittel bleiben auch bei Kontakt mit organischem Material wie Einstreu wirksam.

- Die Entwurmung bei Fohlen beginnt im Alter von zwei Monaten, bestimmte Wirkstoffe sind erst ab dem fünften Lebensmonat zugelassen.

- Kompaktierte Arzneimittel dürfen nur aus zugelassenen Produkten oder der offiziellen Bulk-Arzneistoffe-Liste stammen.

- Sterile Kompressen sollten die Wundränder um 2-3 cm überragen.

- Die Wirksamkeit der Wurmkur wird durch EPG-Bestimmung (Eier pro Gramm Kot) kontrolliert.

- Ein Wasservorrat von mindestens 30 Litern pro Pferd sollte stets bereitstehen.

- Iodophore eignen sich besonders für die Händedesinfektion zwischen Pferdekontakten.

- Die Verbandsspannung sollte so gewählt werden, dass sich der Verband noch etwa einen Finger breit eindrücken lässt.

- Bei Krankheitsausbrüchen müssen separate Werkzeuge wie Besen und Mistgabeln für infizierte Bereiche verwendet werden.

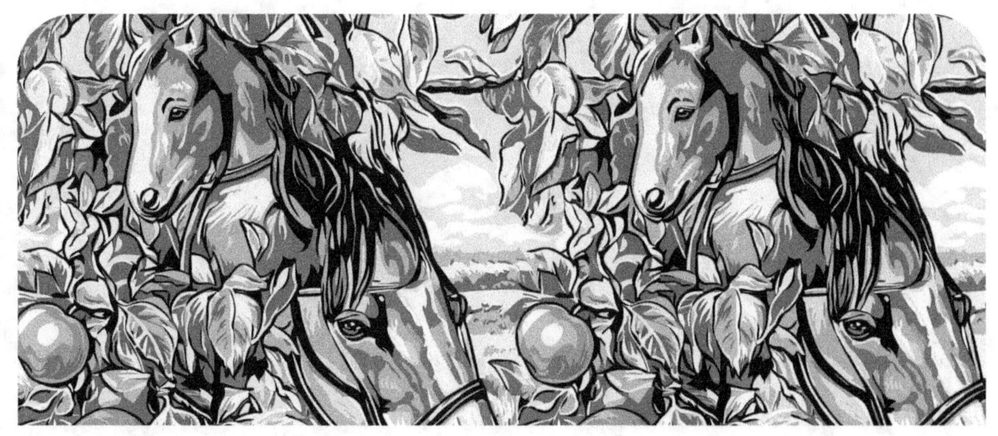

3. 2. Erste Hilfe

n kritischen Situationen entscheiden oft Minuten über die Gesundheit oder sogar das Leben eines Pferdes. Doch wie erkennt man als Pferdehalter den Ernst der Lage? Wann ist schnelles Handeln geboten und wann verschlimmert überhastetes Eingreifen möglicherweise die Situation? Die Erste Hilfe beim Pferd erfordert sowohl fundiertes Wissen als auch die Fähigkeit, in Stresssituationen überlegt zu handeln. Von der sachgerechten Wundversorgung über das frühe Erkennen von Kolikanzeichen bis hin zu lebensrettenden Notfallmaßnahmen - die richtige Vorbereitung und das Verständnis grundlegender Prinzipien können entscheidend sein. Dieses Kapitel vermittelt essenzielle Kenntnisse für Pferdehalter, um in Notfällen kompetent reagieren zu können und gleichzeitig die eigenen Grenzen zu erkennen. Die vorgestellten Maßnahmen basieren auf aktuellen veterinärmedizinischen Erkenntnissen und wurden für die praktische Anwendung aufbereitet.

„Bei der Erstversorgung einer Wunde sollte man bei durchblutetem Verband frisches Material darauflegen ohne das alte zu entfernen, um neu gebildete Blutgerinnsel nicht zu zerstören.“

3. 2. 1. Wundversorgung

ie schnelle und sachkundige Versorgung von Wunden ist bei Pferden besonders wichtig, da diese Tiere aufgrund ihrer Natur sehr verletzungsanfällig sind [s129]. Dabei kann die Schwere einer Wunde täuschen - große, stark blutende Verletzungen erscheinen oft dramatischer als sie sind, während kleine Wunden nahe Gelenken oder Sehnen schwerwiegender sein können [s130]. Bei der Erstversorgung einer Wunde ist es essentiell, Ruhe zu bewahren und das Pferd zu beruhigen [s131]. Wenn möglich, sollte das Tier in einen sauberen, trockenen Stall oder einen ruhigen Bereich gebracht werden. Ein Futtereimer kann dabei helfen, das Pferd abzulenken und ruhig zu halten. Es empfiehlt sich, eine zweite Person zur Unterstützung hinzuzuziehen, bevor man mit der Wundbeurteilung oder Ersten Hilfe beginnt. Die Wundheilung verläuft in mehreren Phasen: Entzündung, Zellmigration, Gewebeablagerung und Hautkontraktion [s132]. Um eine optimale Heilung zu ermöglichen, sollten Wunden idealerweise innerhalb von sechs Stunden genäht werden [s132]. Bei der Erstversorgung ist folgendes Vorgehen zu beachten: 1. Bei blutenden Wunden gleichmäßigen Druck mit einem sterilen, saugfähigen Verband ausüben. Wichtig: Wenn der Verband durchblutet ist, frisches Material darauflegen ohne das alte zu entfernen, um neu gebildete Blutgerinnsel nicht zu zerstören [s129]. 2. Nach der Blutstillung die Wunde hinsichtlich Lage, Tiefe und Schwere beurteilen. Zur Reinigung eignet sich eine 0,9%ige Kochsalzlösung [s132]. Auch Leitungswasser kann verwendet werden, allerdings mit Vorsicht bei Wunden nahe Gelenken oder Sehnen [s132]. 3. Bei stark verschmutzten Wunden kann eine antimikrobielle Waschlösung mit Jod zum Einsatz kommen [s133]. Der Wasserstrahl sollte dabei nicht zu stark sein, um Verunreinigungen nicht tiefer in die Wunde zu drücken [s131].

Ein Tierarzt sollte umgehend konsultiert werden bei:
- Starken Blutungen
- Wunden, die die gesamte Hautdicke durchdringen
- Verletzungen nahe Gelenken oder Sehnen
- Sichtbaren tieferen Strukturen
- Stark kontaminierten Wunden [s130]

Bis zum Eintreffen des Tierarztes sollten keine Schmerzmittel verabreicht werden, da diese die Beurteilung der Wunde erschweren können [s129]. Auch von der Anwendung topischer Medikamente ist zunächst abzusehen [s132]. Ein korrekter Wundverband besteht aus drei Schichten: 1. Primärschicht: direkter Wundkontakt 2. Sekundärschicht: Polsterung 3. Tertiärschicht: Fixierung und Kompression [s129]

Für die Wundversorgung sollte jeder Pferdebesitzer ein gut ausgestattetes Erste-Hilfe-Set bereithalten. Dieses sollte enthalten:
- Sterile Wundverbände
- Antiseptische Lösungen
- Bandagen
- Sauberer Eimer
- Scheren
- Thermometer
- Große Handtücher
- Aktuelle Telefonnummer des Tierarztes [s130]

Eine besondere Herausforderung bei der Wundheilung kann die Bildung von übermäßigem Granulationsgewebe (auch "stolzes Fleisch" genannt) sein [s133]. Dies kann die Heilung behindern und erfordert tierärztliche Behandlung. Durch sachgerechte Wundversorgung kann dieser Komplikation vorgebeugt werden. Die weitere Wundbehandlung sollte in enger Absprache mit dem Tierarzt erfolgen [s134]. Bei kleinen Wunden empfiehlt sich ein Verbandswechsel alle 2-3 Tage, wobei auf Anzeichen einer Infektion geachtet werden sollte [s130]. Eine aktuelle Tetanusimpfung ist für alle Pferde essentiell, da auch kleine, unentdeckte Wunden zu gefährlichen Infektionen führen können [s133].

Glossar

Granulationsgewebe

Neu gebildetes Bindegewebe während der Wundheilung, das aus
kleinen rötlichen Erhebungen besteht und wichtig für die Heilung
ist. Bei übermäßiger Bildung kann es jedoch problematisch werden.

Zellmigration

Gerichtete Bewegung von Zellen im Gewebe, bei der sich
Heilungszellen aktiv zur Wunde hin bewegen, um den
Heilungsprozess zu unterstützen.

3. 2. 2. Kolikanzeichen

olik beim Pferd ist ein medizinischer Notfall, der schnelles Handeln erfordert. Die Symptome entwickeln sich meist in verschiedenen Schweregraden und müssen frühzeitig erkannt werden, um schwerwiegende Folgen zu vermeiden [s135]. Bereits in milden Fällen zeigen Pferde erste charakteristische Anzeichen: Sie kräuseln die Lippen, beobachten ihre Flanken intensiv und werden unruhig. Häufig beginnen sie auch, mit den Hufen am Boden zu scharren [s135] [s136]. Als Pferdehalter sollten Sie in dieser Phase besonders aufmerksam sein und das Verhalten Ihres Pferdes genau beobachten. Führen Sie das Pferd zunächst maximal 10 Minuten, um zu sehen, ob sich die Symptome bessern [s135]. Bei moderaten Kolikfällen verstärken sich die Symptome deutlich. Die Tiere zeigen häufiges Urinieren, legen sich wiederholt hin und stehen wieder auf. Charakteristisch ist auch das längere Liegen auf der Seite [s135]. In dieser Phase ist es wichtig, das Pferd von harten oder kantigen Gegenständen fernzuhalten, an denen es sich beim Hinlegen verletzen könnte. Dokumentieren Sie die Häufigkeit und Dauer der Symptome - diese Informationen sind für den Tierarzt wertvoll. Schwere Kolikfälle äußern sich durch heftiges Wälzen, starkes Schwitzen und beschleunigte Atmung. Die Tiere können sich durch unkontrolliertes Rollen und Zappeln Verletzungen am Körper und im Gesicht zuziehen [s135]. In diesem Stadium ist sofortige tierärztliche Hilfe unerlässlich. Bis zum Eintreffen des Tierarztes sollten Sie versuchen, weitere Verletzungen zu vermeiden und die Vitalfunktionen zu überwachen. Ein wichtiger Indikator für den Schweregrad der Kolik ist das Fress- und Trinkverhalten. Betroffene Pferde zeigen oft komplettes Desinteresse an Futter und Wasser [s137]. Das Schwitzen tritt häufig in charakteristischen Mustern (Patches) auf. Die kontinuierliche Überwachung der Vitalzeichen, insbesondere der Herzfrequenz und Temperatur, gibt wichtige Hinweise auf den Stresszustand des Tieres [s137]. Besondere Aufmerksamkeit erfordern Fälle, bei denen eine Zwerchfellhernie als Ursache in Frage kommt. Die Symptome können hier sehr unterschiedlich sein und hängen davon ab, welche Eingeweide betroffen sind [s138]. Bei großen Defekten kann der Dickdarm eingeklemmt sein, was zu wiederkehrenden Koliken führt. Charakteristisch ist das gleichzeitige Auftreten von Kolik- und Atemnot-Symptomen [s138].
Für die Differentialdiagnose können bestimmte Laborwerte hilfreich sein. Bei der equinen Graskrankheit (EGS) beispielsweise sind die Werte von

Serum-Amyloid-A und Fibrinogen erhöht, was sie von nicht-entzündlichen Kolikursachen unterscheidet [s139]. Diese Erkenntnisse helfen dem Tierarzt bei der gezielten Diagnose und Behandlung.

Als Pferdehalter sollten Sie bei folgenden Situationen umgehend einen Tierarzt kontaktieren:
- Wenn die Symptome länger als 30 Minuten anhalten
- Bei deutlicher Verschlechterung des Zustands
- Wenn schwere Symptome wie heftiges Wälzen auftreten
- Bei gleichzeitigem Auftreten von Atemproblemen
- Wenn das Pferd über längere Zeit kein Futter und Wasser aufnimmt

Die genaue Beobachtung und Dokumentation der Symptome sowie das rechtzeitige Erkennen des Schweregrades sind entscheidend für eine erfolgreiche Behandlung. Erstellen Sie idealerweise einen Zeitplan, in dem Sie die beobachteten Symptome und deren Intensität notieren. Diese Informationen sind für den behandelnden Tierarzt äußerst wertvoll.

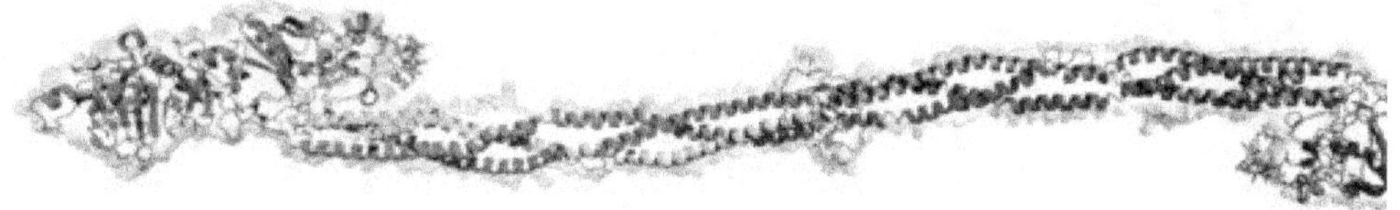

Fibrinogen [i56]

Glossar

Fibrinogen

Ein in der Leber gebildetes Protein, das für die Blutgerinnung
wichtig ist und bei Entzündungen im Körper ansteigt. Wird als
diagnostischer Marker verwendet.

Serum-Amyloid-A

Ein Protein, das bei Entzündungen im Körper gebildet wird und als
wichtiger Entzündungsmarker im Blut dient. Gehört zu den Akute-
Phase-Proteinen.

Zwerchfellhernie

Ein Riss oder Defekt im Zwerchfell, der es Organen aus der
Bauchhöhle ermöglicht, in den Brustraum zu wandern. Kann
angeboren oder durch Verletzungen entstehen.

3. 2. 3. Notfallmaßnahmen

n Notfallsituationen ist schnelles und überlegtes Handeln entscheidend für die Gesundheit und das Überleben des Pferdes. Ein gut durchdachter Notfallplan und die richtige Vorbereitung bilden dabei das Fundament für erfolgreiches Krisenmanagement [s140]. Grundsätzlich sollten alle Personen, die regelmäßig mit dem Pferd umgehen, in grundlegender Erster Hilfe geschult sein. Dies umfasst insbesondere das Erkennen von Stressanzeichen wie Verhaltensänderungen, Appetitlosigkeit und körperliche Symptome wie verstärktes Schwitzen oder beschleunigte Atmung [s141] [s142].

Bei der Vorbereitung auf Notfälle ist die Erstellung eines umfassenden Notfallplans unerlässlich. Dieser sollte folgende Elemente beinhalten:
- Aktuelle Kontaktdaten von Tierärzten und Transporteuren
- Dokumentation aller wichtigen Gesundheitsinformationen
- Dauerhafte Identifikation der Pferde (Mikrochip/Tätowierung)
- Aktuelle Impf- und Gesundheitsdokumentation
- Notfallvorräte für 48-72 Stunden [s140]

Ein besonders kritischer Notfall ist der Hitzschlag. Bei Körpertemperaturen über 40,5°C muss sofort gehandelt werden. Das Pferd sollte unverzüglich in den Schatten gebracht und mit Wasser in Raumtemperatur gekühlt werden. Dabei konzentriert man sich besonders auf die Bereiche großer Blutgefäße. Eine gute Luftzirkulation ist essentiell. Obwohl Zugang zu frischem Wasser gewährleistet sein muss, sollte das Pferd nicht zum Trinken gezwungen werden [s143] [s144]. Bei schweren Verletzungen gilt der Grundsatz, das Pferd möglichst nicht zu bewegen, es sei denn, dies ist aus Sicherheitsgründen zwingend erforderlich. Fremdkörper in Wunden sollten keinesfalls eigenständig entfernt werden, da dies zu verstärkten Blutungen führen kann. Diese Aufgabe sollte einem Fachmann in kontrollierter Umgebung überlassen werden [s141] [s144].

Für den Fall einer notwendigen Evakuierung sollte eine Prioritätenliste erstellt werden. Diese umfasst:
- Dreitägiger Vorrat an Heu, Futter und Wasser
- Wichtige Dokumente
- Erste-Hilfe-Set
- Seile und Halfter
- Wassereimer
- Identifikationshalfter
- Kontakt- und Unterbringungslisten [s145]

Ein weiterer kritischer Notfall ist die Erstickungsgefahr. Hier gilt: Sofort Futter und Wasser entfernen und unverzüglich tierärztliche Hilfe anfordern. Eigene Versuche, eine Obstruktion zu lösen, können die Situation verschlimmern und sind zu unterlassen [s142]. Bei einem festliegenden Pferd ist es wichtig, das Tier nicht zum Aufstehen zu zwingen. Stattdessen sollte umgehend ein Tierarzt kontaktiert werden. Bis zu dessen Eintreffen sollte das Pferd warm und trocken gehalten werden [s142].

Der Erste-Hilfe-Kasten sollte regelmäßig überprüft und aufgefüllt werden. Essenzielle Bestandteile sind:
- Medizinisches Tape
- Gazeschwämme
- Bandagescheren
- Einweghandschuhe
- Thermometer
- Notfalltaschenlampe
- <u>Tourniquet</u> (nur für arterielle Blutungen) [s144]

Bei der Anwendung eines Tourniquets ist äußerste Vorsicht geboten. Es muss alle fünf Minuten gelockert werden, um die Durchblutung im restlichen Glied zu gewährleisten [s144]. Der Notfallplan sollte regelmäßig geübt werden, um im Ernstfall routiniert handeln zu können. Dabei gilt stets: Die Sicherheit der Menschen hat absolute Priorität, gefolgt von der Sicherheit der Pferde [s140] [s145].

Glossar

Tourniquet

Ein medizinisches Abbindesystem zur kontrollierten Unterbrechung der Blutzufuhr. Es besteht meist aus einem breiten Band mit Verschlussmechanismus und wird nur bei lebensbedrohlichen Blutungen eingesetzt.

Zusammenfassung - 3. 2. Erste Hilfe

- Wunden sollten idealerweise innerhalb von sechs Stunden genäht werden für optimale Heilung
- Bei durchbluteten Verbänden neues Material darüber legen statt altes zu entfernen, um Blutgerinnsel zu schützen
- Die Wundheilung durchläuft die Phasen Entzündung, Zellmigration, Gewebeablagerung und Hautkontraktion
- Übermäßiges Granulationsgewebe ("stolzes Fleisch") kann die Heilung behindern
- Bei Kolik zeigen Pferde charakteristische Schweißmuster in Form von Patches
- Serum-Amyloid-A und Fibrinogen-Werte sind bei equiner Graskrankheit erhöht
- Zwerchfellhernien können zu wiederkehrenden Koliken führen und zeigen gleichzeitig Atemnot-Symptome
- Bei Hitzschlag mit Temperaturen über 40,5°C muss die Kühlung auf Bereiche großer Blutgefäße konzentriert werden
- Ein Tourniquet muss alle fünf Minuten gelockert werden zur Durchblutungsgewährleistung
- Der Notfallvorrat sollte für 48-72 Stunden ausgelegt sein

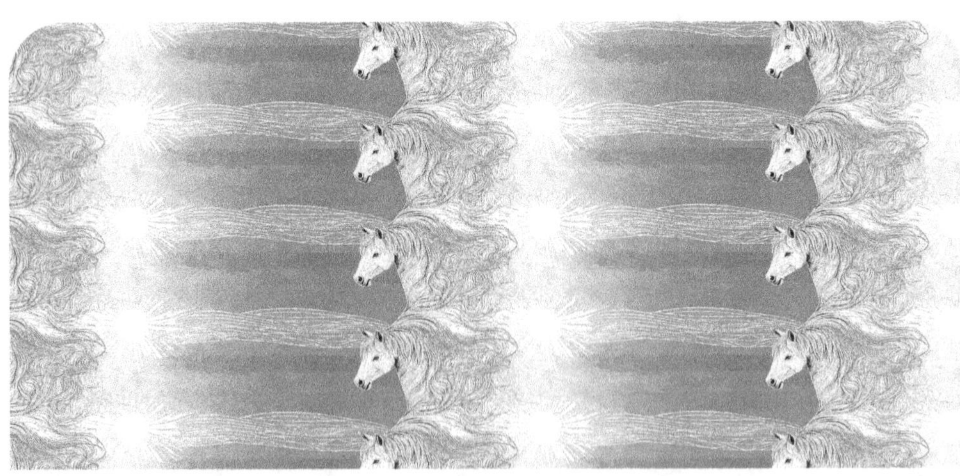

3. 3. Vorsorgeuntersuchungen

Die regelmäßige medizinische Vorsorge bildet das Fundament für die langfristige Gesunderhaltung von Pferden. Doch welche Untersuchungen sind wirklich notwendig? Wie oft sollten diese durchgeführt werden? Und welche Rolle spielen dabei das Alter und die Nutzungsart des Pferdes? Von der Zahnkontrolle über Impfungen bis hin zur systematischen Wurmbekämpfung und professionellen Hufpflege - jeder Bereich der Vorsorge folgt eigenen Gesetzmäßigkeiten und erfordert spezifisches Fachwissen. Die Herausforderung besteht darin, diese verschiedenen Aspekte zu einem stimmigen Gesamtkonzept zu vereinen. Die wissenschaftlichen Erkenntnisse in der Pferdemedizin entwickeln sich stetig weiter und führen zu neuen Empfehlungen für die präventive Gesundheitsvorsorge. Ein fundiertes Verständnis der wichtigsten Vorsorgemaßnahmen ermöglicht es Pferdehaltern, informierte Entscheidungen für die Gesundheit ihrer Tiere zu treffen.

„Etwa 20% der Pferde einer Herde tragen 80% der gesamten Parasitenbelastung.“

3. 3. 1. Zahnkontrolle

Die regelmäßige Zahnkontrolle ist ein essentieller Bestandteil der Pferdegesundheit und sollte keinesfalls vernachlässigt werden. Bereits bei neugeborenen Fohlen beginnt die zahnmedizinische Vorsorge mit einer ersten Untersuchung kurz nach der Geburt, um mögliche Fehlstellungen oder andere Probleme frühzeitig zu erkennen [s146]. Diese frühe Intervention kann spätere komplizierte Behandlungen vermeiden. Der Rhythmus der Zahnkontrollen orientiert sich am Alter des Pferdes: Nach der Erstuntersuchung sollten weitere Kontrollen im Alter von drei Monaten erfolgen, gefolgt von halbjährlichen Untersuchungen bis zum fünften Lebensjahr [s147]. Bei gesunden erwachsenen Pferden zwischen 6 und 10 Jahren ist eine jährliche Kontrolle ausreichend, sofern keine besonderen Auffälligkeiten vorliegen [s146]. Ab dem zehnten Lebensjahr empfehlen Experten wieder halbjährliche Untersuchungen, es sei denn, das Gebiss befindet sich in einem außergewöhnlich guten Zustand [s146]. Eine professionelle Zahnuntersuchung beginnt mit der Erhebung der Krankengeschichte. Der Tierarzt erkundigt sich nach Ernährungsgewohnheiten, Haltungsbedingungen und der allgemeinen Leistungsfähigkeit des Pferdes [s148]. Besitzer sollten hier besonders auf Verhaltensänderungen beim Fressen oder beim Reiten mit Gebiss achten, da diese wichtige Hinweise auf Zahnprobleme sein können [s149]. Vor der eigentlichen Zahnuntersuchung werden die Vitalzeichen des Pferdes überprüft. Dazu gehören Herzfrequenz, Atemfrequenz, Temperatur und der <u>Hydrationsstatus</u> [s148]. Für eine gründliche Untersuchung wird das Pferd in der Regel leicht sediert, was den Stress für das Tier minimiert und eine sichere Behandlung ermöglicht [s150]. Mit Hilfe moderner Technik, wie hochauflösender Kameras, kann der Tierarzt eine detaillierte Untersuchung und Dokumentation der Zähne und des Weichgewebes im Maul durchführen [s147]. Dabei wird besonders auf unregelmäßige Abnutzung, Karies, Zahnfrakturen und mögliche Infektionen geachtet [s148]. Häufig werden dabei scharfe Zahnkanten festgestellt, die durch das typische Mahlbewegungsmuster beim Kauen entstehen.

Eine der häufigsten Behandlungen ist das sogenannte "Floaten" - das Abschleifen dieser scharfen Kanten [s146]. Diese Routinebehandlung ist wichtig, da scharfe Zahnkanten zu Verletzungen der Mundschleimhaut führen und Schmerzen beim Kauen verursachen können. Ein gut funktionierendes Gebiss ist essentiell für die optimale Verwertung des Futters und damit für die gesamte Gesundheit des Pferdes [s149]. Malokklusionen

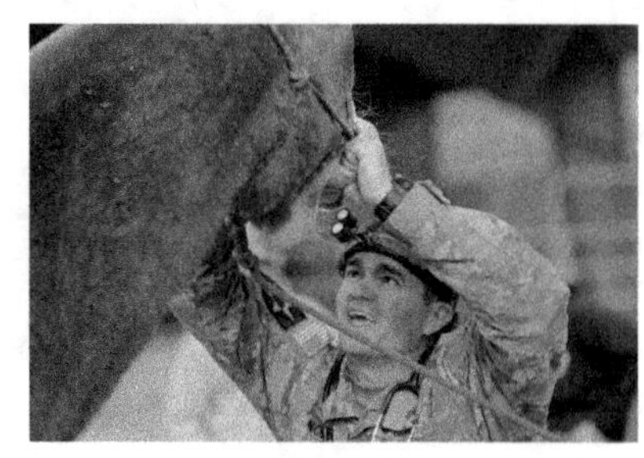

Floaten [i57]

(Fehlstellungen der Zähne) können nicht nur zu Problemen bei der Futteraufnahme führen, sondern auch Verhaltensauffälligkeiten beim Reiten verursachen [s149]. Je früher solche Probleme erkannt werden, desto besser sind die Behandlungsmöglichkeiten. Ein Hinauszögern der Behandlung kann zu verstärkten Beschwerden oder sogar zum Verlust von Zähnen führen [s149]. Nach der Untersuchung erhält der Besitzer einen detaillierten Bericht über den Zustand der Zähne seines Pferdes und eventuelle Behandlungsempfehlungen [s147]. Diese Dokumentation ist wichtig für die Nachverfolgung der Zahngesundheit und hilft bei der Planung zukünftiger Behandlungen. Eine regelmäßige Zahnkontrolle ist nicht nur für die Mundgesundheit wichtig, sondern kann auch andere gesundheitliche Probleme aufdecken [s149]. Die Investition in die Zahngesundheit zahlt sich durch bessere Futterverwertung, reduzierte Futterkosten und eine bessere allgemeine Gesundheit des Pferdes aus [s149]. Besitzer sollten die empfohlenen Kontrollintervalle ernst nehmen und einen erfahrenen Tierarzt mit der Untersuchung beauftragen [s148].

Glossar

Floaten

Eine spezielle zahnmedizinische Behandlungstechnik bei Pferden,
bei der mit speziellen Raspeln die Kauflächen der Backenzähne
geglättet werden. Der Begriff stammt aus dem Englischen 'to float'
(schweben/glätten).

Hydrationsstatus

Der Flüssigkeitshaushalt des Körpers, der anhand verschiedener
Merkmale wie Hautspannung und Schleimhautbeschaffenheit
beurteilt werden kann.

Malokklusion

Eine Zahnfehlstellung, bei der die Zähne des Ober- und
Unterkiefers nicht korrekt aufeinander treffen. Dies kann angeboren
sein oder sich durch ungleichmäßige Zahnabnutzung entwickeln.

3. 3. 2. Impfprophylaxe

Die Impfprophylaxe ist ein fundamentaler Baustein in der Gesundheitsvorsorge von Pferden und dient dem Schutz vor gefährlichen Infektionskrankheiten [s151]. Anders als bei anderen Vorsorgemaßnahmen folgt die Impfprophylaxe einem individuell angepassten Zeitplan, der sich nach dem Alter des Pferdes, seinem Verwendungszweck und den spezifischen Risikofaktoren richtet. Grundsätzlich unterscheidet man zwischen Kern- und risikobasierten Impfungen [s151]. Die Kernimpfungen bilden dabei das Fundament des Impfschutzes und sind für alle Pferde, unabhängig von ihrer Nutzung, essentiell. Besitzer sollten beachten, dass diese Basisimmunisierung bereits im Fohlenalter beginnt und konsequent fortgeführt werden muss. Die Durchführung der Impfungen erfolgt nach strengen Protokollen, die von erfahrenen Tierärzten erstellt werden [s152]. Dabei ist es wichtig zu verstehen, dass nicht jeder Impfstoff von jedem verabreicht werden darf - bestimmte Impfungen sind verschreibungspflichtig und müssen von einem lizenzierten Tierarzt durchgeführt werden. Für Pferdebesitzer ist es ratsam, einen detaillierten Impfplan zu führen und die Impfpässe sorgfältig aufzubewahren. Besonders Pferde, die häufig mit anderen Pferden in Kontakt kommen, etwa auf Turnieren oder in Reitställen mit hoher Fluktuation, benötigen einen umfassenderen Impfschutz. Für diese Tiere wird ein halbjährlicher Impfrhythmus für bestimmte Erkrankungen empfohlen [s151]. Ein praktisches Beispiel: Ein Turnierpferd sollte neben den Kernimpfungen auch gegen spezifische Risikokrankheiten geschützt sein, die bei Pferdeveranstaltungen übertragen werden können. Die Entwicklung moderner Impfstoffe und die Forschung an Immunisierungsstrategien schreitet kontinuierlich voran [s153]. Dies ermöglicht eine stetige Verbesserung der Impfwirksamkeit und eine Optimierung der Impfprotokolle. Pferdebesitzer sollten sich regelmäßig von ihrem Tierarzt über neue Entwicklungen und Empfehlungen informieren lassen. Ein wichtiger Aspekt der Impfprophylaxe ist die Dokumentation von möglichen Impfreaktionen [s152]. Sollten unerwünschte Nebenwirkungen auftreten, müssen diese sorgfältig dokumentiert und dem behandelnden Tierarzt gemeldet werden. Dies hilft bei der Anpassung zukünftiger Impfstrategien und trägt zur Verbesserung der Impfstoffsicherheit bei. Die veterinärmedizinische Ausbildung legt großen Wert auf das Verständnis der <u>immunologischen</u> Grundlagen und die korrekte Anwendung von

Impfprotokollen [s154]. Dies gewährleistet, dass Tierärzte ihre Patienten optimal beraten und behandeln können. Pferdebesitzer profitieren von diesem Fachwissen durch fundierte Beratung bei der Erstellung individueller Impfpläne. Ein effektives Impfmanagement erfordert eine enge Zusammenarbeit zwischen Tierarzt und Pferdebesitzer [s151]. Dabei sollten regelmäßige Gesundheitschecks mit der Überprüfung des Impfstatus kombiniert werden. Ein praktischer Tipp: Viele Pferdebesitzer nutzen digitale Kalendersysteme oder Apps, um keine Impftermine zu versäumen. Die Impfprophylaxe ist nicht nur für das einzelne Pferd wichtig, sondern dient auch dem Schutz der gesamten Pferdepopulation [s155]. Durch konsequente Impfprogramme können Krankheitsausbrüche verhindert oder zumindest eingedämmt werden. Dies ist besonders in Stallgemeinschaften von großer Bedeutung, wo sich Krankheitserreger schnell ausbreiten können.

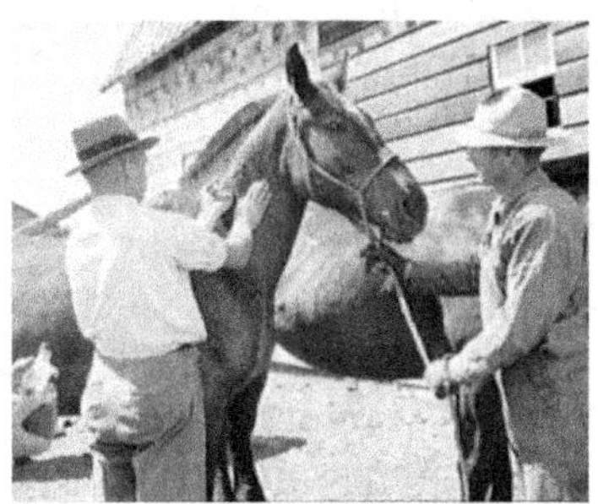

Impfprophylaxe [i58]

Glossar

Immunologie

Die Wissenschaft, die sich mit den Abwehrmechanismen des Körpers gegen Krankheitserreger befasst. Sie untersucht, wie das Immunsystem Antikörper bildet und auf Fremdstoffe reagiert.

3. 3. 3. Wurmkuren

ie moderne Wurmkurbehandlung bei Pferden hat sich in den letzten Jahren grundlegend gewandelt. Die früher übliche Praxis, alle Pferde routinemäßig alle sechs Wochen mit rotierenden Wurmmitteln zu behandeln, gilt heute als überholt [s156]. Stattdessen setzt sich zunehmend ein strategischer, individualisierter Ansatz durch, der auf wissenschaftlichen Untersuchungen basiert. Zentral für diesen neuen Ansatz ist die regelmäßige Durchführung von Kotuntersuchungen, speziell der Fäkalien-Ei-Zählung (FEC). Diese Tests sollten mindestens zweimal jährlich, idealerweise im Frühjahr und Herbst, durchgeführt werden [s157]. Sie ermöglichen eine Klassifizierung der Pferde in verschiedene Kategorien: niedrige Scheider (<200 EPG), moderate Scheider (200-500 EPG) und hohe Scheider (>500 EPG) [s158]. Basierend auf dieser Einteilung wird ein individueller Behandlungsplan erstellt. Niedrige Scheider benötigen lediglich zwei Behandlungen pro Jahr - im Frühjahr (März) und Herbst (Oktober). Moderate Scheider erhalten zusätzlich eine Behandlung im Spätsommer (Juli), während hohe Scheider vier Behandlungen pro Jahr benötigen - im März, Juni, September und November [s158]. Besondere Aufmerksamkeit gilt der Behandlung von Fohlen, die einem speziellen Protokoll folgen. Die erste Wurmkur erfolgt im Alter von zwei Monaten, gefolgt von regelmäßigen Behandlungen. Ab dem vierten bis fünften Lebensmonat sollten auch bei Fohlen FEC-Tests durchgeführt werden [s158]. Ein praktisches Beispiel: Ein Fohlen erhält seine erste Wurmkur mit zwei Monaten, die zweite mit vier Monaten und die dritte mit sechs Monaten, wobei ab dem fünften Monat besonders auf Strongyliden geachtet wird [s159]. Ein wichtiger Aspekt des modernen Wurmmanagements ist die Überprüfung der Behandlungseffektivität. Hierzu wird der Fecal Egg Reduction Count Test (FERCT) eingesetzt [s156]. Dieser Test hilft dabei, resistente Wurmpopulationen frühzeitig zu erkennen und das Behandlungsprotokoll entsprechend anzupassen. Ein konkretes Beispiel aus der Praxis: Zeigt der FERCT eine unzureichende Reduktion der Eizahl nach der Behandlung, muss der behandelnde Tierarzt das Wurmmittel wechseln. Interessanterweise tragen etwa 20% der Pferde einer Herde 80% der gesamten Parasitenbelastung [s159]. Diese Erkenntnis unterstreicht die Wichtigkeit individualisierter Behandlungspläne. Ein praktischer Tipp für Stallbetreiber: Führen Sie eine detaillierte Dokumentation der FEC-Ergebnisse und Behandlungen für jedes Pferd, um Trends zu erkennen und die Behandlungsstrategie optimal anzupassen. Die American Association of Equine Practitioners empfiehlt, dass erwachsene Pferde über drei Jahre nicht routinemäßig entwurmt werden müssen, bis die Fäkalien-Ei-Zahl mindestens 200 bis 500 EPG erreicht [s160]. Dennoch sollte jedes erwachsene Pferd mindestens einmal jährlich eine Grundbehandlung erhalten, die sowohl Rundwürmer als auch Bandwürmer erfasst [s161]. Ein oft übersehener, aber wichtiger Aspekt ist die genaue Gewichtsbestimmung des Pferdes vor der Wurmkur, um eine Unterdosierung zu vermeiden [s160]. Eine praktische Empfehlung: Nutzen Sie ein Gewichtsmaßband oder eine Formel zur Gewichtsschätzung, wenn keine Waage verfügbar ist. Das übergeordnete Ziel eines modernen Wurmkontrollprogramms ist nicht die vollständige Ausrottung aller Parasiten - dies wäre weder realistisch noch wünschenswert. Vielmehr geht es darum, die Gesundheit der Pferde zu erhalten und das Risiko klinischer Erkrankungen zu minimieren [s162]. Ein ausgewogenes Verhältnis zwischen Parasitenkontrolle und der Vermeidung von Resistenzentwicklungen ist dabei der Schlüssel zum Erfolg.

Glossar

Fäkalien-Ei-Zählung
Eine labordiagnostische Methode zur quantitativen Bestimmung von Wurmeiern in Kotproben. Die Probe wird dabei mit einer speziellen Lösung aufbereitet und unter dem Mikroskop ausgewertet.

Fecal Egg Reduction Count Test
Ein spezieller Labortest, der die Wirksamkeit von Wurmmitteln überprüft, indem er die Anzahl der Wurmeier vor und nach der Behandlung vergleicht. Der Test sollte 10-14 Tage nach der Wurmkur durchgeführt werden.

Strongyliden
Eine Familie von Fadenwürmern, die zu den häufigsten inneren Parasiten bei Pferden gehören. Sie können sich in der Darmwand einnisten und bei starkem Befall zu Koliken führen.

3. 3. 4. Hufpflege

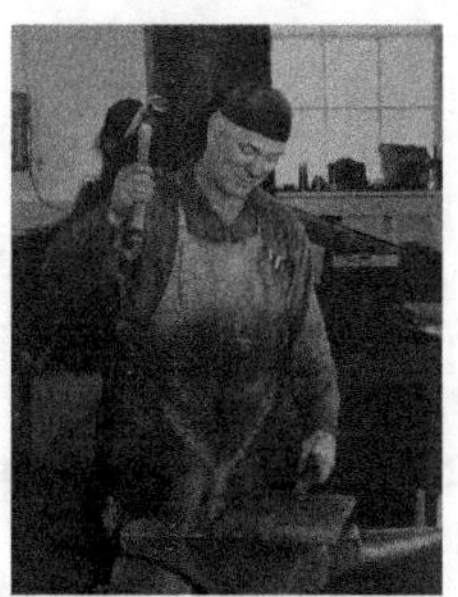ie regelmäßige und fachgerechte Hufpflege ist fundamental für die Gesundheit und das Wohlbefinden eines Pferdes [s163]. Sie umfasst verschiedene Aspekte, von der täglichen Grundpflege bis hin zur professionellen Bearbeitung durch einen Hufschmied. Die Basis bildet die tägliche Kontrolle und Reinigung der Hufe [s164]. Dabei sollten die Hufe gründlich ausgekratzt und auf Anzeichen von Problemen wie Risse, Infektionen oder andere Auffälligkeiten untersucht werden. Ein praktischer Tipp für Pferdebesitzer: Integrieren Sie die Hufreinigung in die tägliche Routine, am besten vor und nach dem Reiten. Achten Sie dabei besonders auf Fremdkörper wie Steine oder eingetretenes Material, die sich im Huf festgesetzt haben könnten. Die professionelle Hufbearbeitung durch einen qualifizierten Hufschmied sollte in regelmäßigen Abständen erfolgen [s165]. Der Rhythmus richtet sich dabei nach verschiedenen Faktoren wie Hufwachstum, Nutzungsart und Haltungsbedingungen. Ein konkretes Beispiel: Bei einem normal genutzten Reitpferd ist meist ein 6-8 wöchiger Beschlagsrhythmus angemessen, während Sportpferde oft kürzere Intervalle benötigen.

Hufschmied [i59]

Die Entscheidung zwischen Beschlag und Barhuf sollte individuell getroffen werden [s166]. Hufeisen bieten zusätzlichen Schutz und können bei entsprechender Indikation sinnvoll sein. Die Auswahl des richtigen Beschlags ist dabei entscheidend und sollte auf die spezifischen Bedürfnisse des Pferdes abgestimmt sein. Ein Beispiel aus der Praxis: Ein Dressurpferd benötigt möglicherweise einen anderen Beschlag als ein Springpferd oder ein Freizeitpferd.

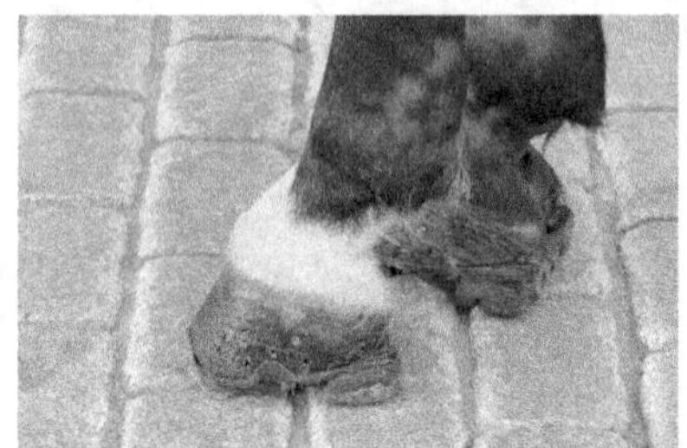

Hufeisen [i60]

Verschiedene Faktoren beeinflussen die Hufgesundheit maßgeblich [s165]. Dazu gehören:
- Genetische Veranlagung
- Ernährungszustand
- Umweltbedingungen
- Bewegungsmanagement
- Alter des Pferdes

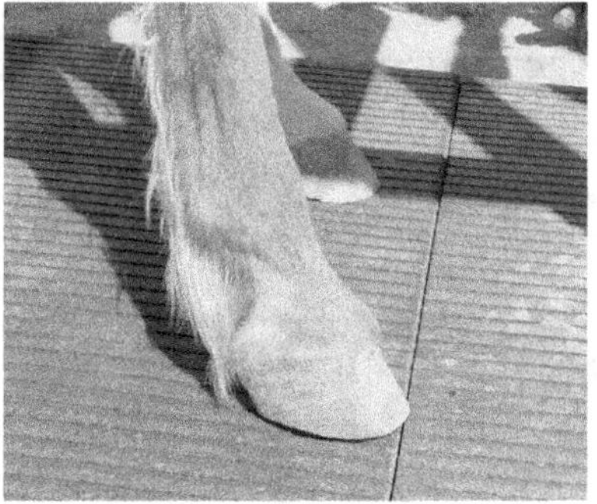

Hufgesundheit [i61]

Ein ganzheitlicher Pflegeansatz berücksichtigt all diese Aspekte [s167].
Dabei ist es wichtig, einen individuellen Pflegeplan zu erstellen, der auf die spezifischen Bedürfnisse des jeweiligen Pferdes eingeht. Ein praktischer Ratschlag: Führen Sie ein Hufpflegetagebuch, in dem Sie Beobachtungen, Behandlungen und Beschlagszyklen dokumentieren. Die Prävention von Hufproblemen spielt eine zentrale Rolle [s168]. Regelmäßiges und korrektes Trimmen ist dabei essentiell, um die natürliche Hufform zu erhalten und Fehlbelastungen zu vermeiden. Ein wichtiger Praxistipp: Achten Sie besonders in feuchten Perioden auf die Hufhygiene, da dann das Risiko für Strahlfäule und andere feuchtigkeitsbedingte Probleme steigt. Für Pferdebesitzer bieten sich verschiedene Fortbildungsmöglichkeiten im Bereich Hufpflege an [s169]. Diese reichen von grundlegenden Workshops bis hin zu detaillierten Schulungen über Hufanatomie und Pflegetechniken. Ein praktischer Hinweis: Nutzen Sie diese Angebote, um Ihr Wissen zu vertiefen und Probleme frühzeitig erkennen zu können. Die wirtschaftliche Bedeutung einer guten Hufpflege sollte nicht unterschätzt werden [s168].

Vernachlässigte Hufprobleme können zu erheblichen Folgekosten durch Behandlungen und Leistungseinbußen führen. Ein Praxisbeispiel: Die regelmäßige Investition in qualifizierte Hufpflege ist deutlich günstiger als die Behandlung einer chronischen Hufrehe oder anderer schwerwiegender Huferkrankungen.

- Zahnkontrollen bei Fohlen beginnen direkt nach der Geburt und werden im Alter von drei Monaten wiederholt
- Zwischen 6-10 Jahren reicht bei gesunden Pferden eine jährliche Kontrolle, danach sind halbjährliche Untersuchungen empfohlen
- Moderne Zahnuntersuchungen nutzen hochauflösende Kameras zur detaillierten Dokumentation
- Das "Floaten" bezeichnet das professionelle Abschleifen scharfer Zahnkanten
- Die Kernimpfungen bilden das Fundament des Impfschutzes und beginnen im Fohlenalter
- Turnierpferde benötigen einen halbjährlichen Impfrhythmus für bestimmte Erkrankungen
- 20% der Pferde einer Herde tragen 80% der gesamten Parasitenbelastung
- Die Fäkalien-Ei-Zählung (FEC) klassifiziert Pferde in niedrige (<200 EPG), moderate (200-500 EPG) und hohe Scheider (>500 EPG)
- Der Fecal Egg Reduction Count Test (FERCT) überprüft die Effektivität von Wurmkuren
- Fohlen erhalten ihre erste Wurmkur mit zwei Monaten, gefolgt von weiteren Behandlungen im vierten und sechsten Monat
- Die American Association of Equine Practitioners empfiehlt Entwurmungen erst ab 200-500 EPG bei erwachsenen Pferden
- Der Beschlagsrhythmus bei normal genutzten Reitpferden liegt bei 6-8 Wochen
- Sportpferde benötigen häufig kürzere Intervalle zwischen den Hufbearbeitungen

Rückblick - 3. Medizinische Grundversorgung

- Eine gut ausgestattete Stallapotheke enthält neben Verbandsmaterial auch färbende und nicht-färbende Desinfektionsmittel für optimale Wundkontrolle.

- Instant-Kältekompressen und wiederverwendbare Kühlpacks in verschiedenen Größen sind für die Erstversorgung von Verletzungen essentiell.

- Medikamente müssen in einem verschließbaren, trockenen und kühlen Schrank gelagert und monatlich auf Verfallsdaten kontrolliert werden.

- Phenolische Desinfektionsmittel bleiben auch in Gegenwart von organischem Material wie Kot oder Einstreu wirksam.

- Die früher übliche Praxis der routinemäßigen Wurmkur alle sechs Wochen gilt heute als überholt - stattdessen erfolgt eine individualisierte Behandlung basierend auf Kotuntersuchungen.

- Etwa 20% der Pferde einer Herde tragen 80% der gesamten Parasitenbelastung.

- Die erste Zahnkontrolle erfolgt bereits bei neugeborenen Fohlen, gefolgt von weiteren Untersuchungen im Alter von drei Monaten und halbjährlichen Kontrollen bis zum fünften Lebensjahr.

- Malokklusionen können nicht nur zu Problemen bei der Futteraufnahme führen, sondern auch Verhaltensauffälligkeiten beim Reiten verursachen.

- Bei der Impfprophylaxe unterscheidet man zwischen Kern- und risikobasierten Impfungen, wobei Turnierpferde einen halbjährlichen Impfrhythmus benötigen.

- Die Hufbearbeitung durch einen qualifizierten Hufschmied erfolgt bei Sportpferden in kürzeren Intervallen als bei normal genutzten Reitpferden.

- Während die medizinische Grundversorgung die Basis für die Gesunderhaltung des Pferdes bildet, spielt für optimale Leistungsfähigkeit die Trainingsphysiologie eine entscheidende Rolle.

4. Trainingsphysiologie

ie Trainingsphysiologie bildet das wissenschaftliche Fundament für die systematische Entwicklung und Gesunderhaltung von Pferden. Wie lässt sich die enorme Anpassungsfähigkeit des equinen Organismus optimal nutzen? Welche Rolle spielen dabei die verschiedenen Körpersysteme und ihr komplexes Zusammenspiel? Von der gezielten Muskelentwicklung über die Koordination der Bewegungsabläufe bis hin zur Balance - das Verständnis der zugrundeliegenden physiologischen Prozesse ermöglicht es, das Training präzise zu steuern und dabei die individuellen Bedürfnisse des Pferdes zu berücksichtigen. Welche Trainingsreize führen zu den gewünschten Anpassungen? Wie lassen sich Überbelastungen vermeiden? Die moderne Trainingsphysiologie verbindet dabei traditionelles Wissen mit neuesten wissenschaftlichen Erkenntnissen. Sie liefert die Basis für eine systematische Trainingsplanung und effektive Verletzungsprävention. Die folgenden Kapitel beleuchten die verschiedenen Aspekte der Trainingsphysiologie und zeigen, wie sich dieses Wissen in der praktischen Arbeit mit Pferden gewinnbringend einsetzen lässt.

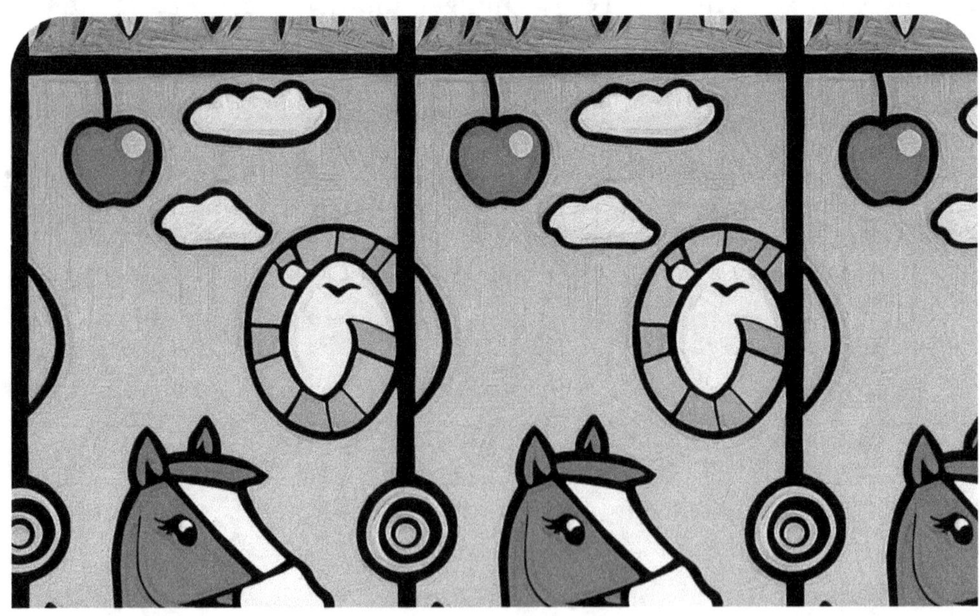

4. 1. Muskelaufbau

Wie entwickelt sich Muskelgewebe beim Pferd und welche Faktoren beeinflussen das Muskelwachstum? Welche Rolle spielen dabei Training, Ernährung und Regeneration? Diese Fragen beschäftigen Pferdebesitzer und Trainer gleichermaßen, denn ein gesunder und gut ausgebildeter Muskelapparat ist die Grundlage für die Leistungsfähigkeit und Gesundheit des Pferdes. Der Muskelaufbau beim Pferd ist ein komplexer physiologischer Prozess, der weit mehr umfasst als nur regelmäßiges Training. Er basiert auf dem Zusammenspiel verschiedener biologischer Mechanismen - von der Proteinsynthese bis zur hormonellen Steuerung. Das Verständnis dieser Grundlagen ermöglicht es, Trainingsmethoden und Regenerationsphasen optimal aufeinander abzustimmen. Die aktuelle Forschung liefert dabei immer neue Erkenntnisse über die molekularen Vorgänge beim Muskelaufbau und eröffnet innovative Ansätze für effektive Trainingskonzepte. Diese wissenschaftlichen Grundlagen bilden das Fundament für eine systematische und nachhaltige Muskelentwicklung beim Pferd.

> *„Für den Muskelaufbau sind 2-5 Sätze pro Übung mit 5-15 Wiederholungen optimal."*

4. 1. 1. Trainingsgrundlagen

in systematischer Trainingsaufbau bildet das Fundament für einen erfolgreichen Muskelaufbau. Dabei ist es essentiell, mit einem klar definierten SMART-Ziel zu beginnen - also einem Ziel, das spezifisch, messbar, erreichbar, relevant und zeitgebunden ist [s170]. Dies könnte beispielsweise bedeuten, innerhalb von drei Monaten das Gewicht bei Kniebeugen um 20 Kilogramm zu steigern. Krafttraining, auch als Widerstandstraining bezeichnet, ist die zentrale Trainingsmethode, bei der Muskeln gegen einen äußeren Widerstand arbeiten [s171]. Dieser Widerstand kann verschiedene Formen annehmen - vom eigenen Körpergewicht über Hanteln bis hin zu Widerstandsbändern. Für Einsteiger empfiehlt sich zunächst ein Ganzkörpertraining, das 2-3 Mal pro Woche durchgeführt wird [s170]. Ein praktisches Beispiel für einen Trainingsplan könnte so aussehen: Montag und Donnerstag Ganzkörpertraining, Samstag optional eine dritte Einheit, wenn die Regeneration dies zulässt. Die optimale Trainingsgestaltung folgt dabei klaren Strukturen: Pro Trainingseinheit sollten 4-6 Übungen ausgewählt werden, die alle wichtigen Muskelgruppen ansprechen [s171]. Ein effektives Training muss mindestens je eine Übung für Oberschenkel, Gesäß, Brust, Schultern, Trizeps, Rücken und Bizeps beinhalten [s170]. Konkret könnte dies bedeuten: Kniebeugen für Beine und Gesäß, Bankdrücken für Brust und Trizeps, Klimmzüge für Rücken und Bizeps sowie Schulterdrücken für die Schultermuskulatur. Bezüglich der Trainingsintensität gilt: Für den Muskelaufbau sind 2-5 Sätze pro Übung mit 5-15 Wiederholungen optimal [s170]. Die Belastung sollte sich dabei wie eine "8 von 10" auf der Anstrengungsskala anfühlen [s171]. Für Anfänger ist es ratsam, mit einer niedrigeren Intensität (3-4 von 10) zu beginnen und diese schrittweise zu steigern. Die Pausenzeiten zwischen den Sätzen spielen eine wichtige Rolle und variieren je nach Wiederholungszahl: Bei 1-3 Wiederholungen sind 3-5 Minuten Pause nötig, bei 8-12 Wiederholungen reichen 1-2 Minuten [s170]. Ein praktischer Tipp: Nutzen Sie die Pausenzeiten für die Dokumentation Ihrer Trainingsleistung, um den Fortschritt zu überwachen. Das Prinzip der progressiven Überlastung ist fundamental für kontinuierliche Fortschritte [s172]. Dies bedeutet, dass die Trainingsbelastung systematisch gesteigert werden muss - sei es durch mehr Gewicht, zusätzliche Wiederholungen oder kürzere Pausen. Ein konkretes Beispiel: Wenn Sie bei einer Übung problemlos 12 Wiederholungen schaffen, erhöhen Sie beim nächsten Training das Gewicht um 2,5-5%. Die

Regeneration ist ein oft unterschätzter Aspekt des Trainings. Jede Muskelgruppe benötigt mindestens 48 Stunden Erholung [s172], da der eigentliche Muskelaufbau in der Regenerationsphase stattfindet [s173]. Praktisch bedeutet dies: Trainieren Sie dieselbe Muskelgruppe nicht an aufeinanderfolgenden Tagen und achten Sie auf ausreichend Schlaf. Ein erfolgreiches Trainingsprogramm erfordert regelmäßige Anpassungen und Überprüfungen [s174]. Dokumentieren Sie Ihre Trainingseinheiten detailliert und überprüfen Sie alle 4-6 Wochen Ihre Fortschritte. Bei ausbleibenden Fortschritten oder Plateaus sollten Sie Variationen einbauen [s172] - beispielsweise durch veränderte Übungsreihenfolgen, neue Übungen oder angepasste Wiederholungszahlen. Bei unerwarteten Schmerzen oder Beschwerden ist es wichtig, die Trainingsintensität zu reduzieren [s171]. Ein temporärer Rückschritt ist besser als eine trainingsbedingte Verletzung, die zu einer längeren Zwangspause führen könnte.

Glossar

SMART

Ein Akronym aus dem Projektmanagement, das für Specific
(Spezifisch), Measurable (Messbar), Achievable (Erreichbar),
Relevant (Relevant) und Time-bound (Zeitgebunden) steht. Diese
Methode hilft dabei, Ziele präzise und realistisch zu formulieren.

4. 1. 2. Gymnastizierung

Die Gymnastizierung des Pferdes ist ein fundamentaler Baustein für den gezielten Muskelaufbau und die Verbesserung der allgemeinen Fitness [s175]. Sie umfasst verschiedene Trainingsmethoden, die systematisch aufeinander aufbauen und dabei sowohl die physische als auch die mentale Entwicklung des Pferdes fördern. Ein effektives Gymnastizierungsprogramm beginnt mit der Grundlagenarbeit im Schritt. Dieser Gang eignet sich hervorragend, um Fehlhaltungen zu korrigieren und das <u>neuromuskuläre</u> System neu zu programmieren [s176]. Praktisch bedeutet dies, dass Sie Ihr Pferd zunächst 15-20 Minuten im Schritt arbeiten sollten, wobei Sie besonders auf eine gleichmäßige Anlehnung und aktives Untertreten der Hinterbeine achten. Die Arbeit im Trab bildet die nächste Stufe und ist besonders effektiv für die Verbesserung der <u>kardiovaskulären</u> Fitness und des Muskeltonus [s176]. Dabei sollten Sie darauf achten, dass Ihr Pferd in einem gleichmäßigen Rhythmus arbeitet und die Trabphasen anfangs nicht länger als 5-10 Minuten dauern. Ein praktischer Tipp ist die Integration von Steigungsarbeit: Das Traben bergauf fördert die positive Dehnung des Halses und die Gymnastizierung der Rücken- und Hinterhandmuskulatur [s177]. Lateralübungen wie Schultervor und <u>Traversalen</u> sind wichtige Elemente für die seitliche Biegsamkeit und Muskelentwicklung [s178]. Beginnen Sie diese Übungen zunächst im Schritt und steigern Sie die Anforderungen schrittweise. Eine bewährte Methode ist das Doppellongen, das die Geschmeidigkeit und den Impuls des Pferdes verbessert [s178]. Dabei sollte das Pferd zunächst an der langen Longe in beiden Richtungen gearbeitet werden, bevor komplexere Figuren hinzukommen. Die Arbeit mit <u>Cavalletti</u> ist ein äußerst effektives Mittel zur gezielten Muskelstärkung [s176]. Beginnen Sie mit einzelnen Stangen im Schritt und steigern Sie allmählich die Anzahl und Höhe der Cavalletti. Ein typisches Aufbauprogramm könnte so aussehen: Woche 1-2: 4-6 Stangen im Schritt, Woche 3-4: Übergang zum Trab über 4 Stangen, ab Woche 5: Erhöhung der Anzahl auf 6-8 Stangen. Die Überwachung der Herzfrequenz ist ein wichtiges Instrument zur Kontrolle der Trainingsintensität [s179]. Nach intensiven Arbeitseinheiten sollte sich die Herzfrequenz innerhalb von 2-3 Minuten auf 60-64 Schläge pro Minute normalisieren. Ist dies nicht der Fall, muss die Trainingsintensität angepasst werden. Für die Entwicklung der Sprungmuskulatur ist das gymnastische Springen eine sportartspezifische

Methode, die sowohl die Muskelkraft als auch die mentale und physische Agilität verbessert [s180]. Beginnen Sie mit einzelnen kleinen Sprüngen und bauen Sie schrittweise Kombinationen auf.

Die Regeneration spielt eine zentrale Rolle bei der Gymnastizierung [s181]. Planen Sie nach intensiven Trainingseinheiten ausreichend Erholungsphasen ein. Ein ausgewogener Trainingsplan könnte wie folgt aussehen: Tag 1: Dressurarbeit mit Lateralübungen, Tag 2: Cavaletti-Training, Tag 3: leichte Bewegung oder Pause, Tag 4: Konditionsarbeit am Berg, Tag 5: gymnastisches Springen. Die regelmäßige Dokumentation des Trainingsfortschritts ist

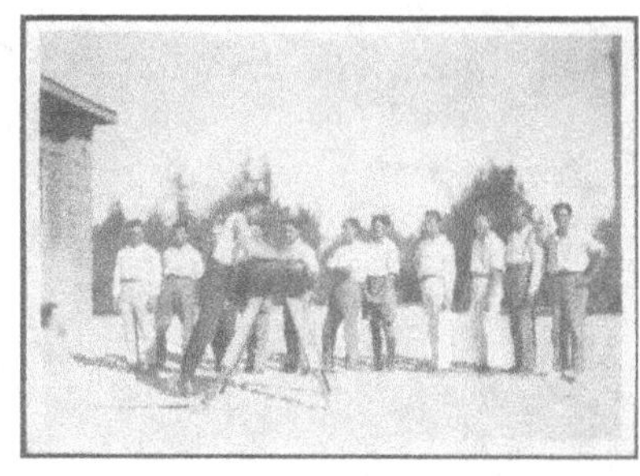

gymnastisches Springen [i62]

unerlässlich [s179]. Notieren Sie sich Herzfrequenzen, Erholungszeiten und qualitative Beobachtungen zur Bewegungsqualität. Dies ermöglicht eine objektive Bewertung der Entwicklung und hilft bei der Anpassung des Trainingsprogramms.

Glossar

Cavalletti

Spezielle Bodenstangen auf Halterungen, die in der Höhe
verstellbar sind und im Pferdetraining zur Verbesserung von Takt,
Koordination und Bewegungsablauf eingesetzt werden

kardiovaskulär

Bezieht sich auf das Herz (kardio) und die Blutgefäße (vaskulär)
und deren Zusammenspiel im Körper

neuromuskulär

Beschreibt das Zusammenspiel zwischen Nerven und Muskeln bei
der Bewegungssteuerung

Traversale

Eine Seitwärtsbewegung des Pferdes, bei der es sich auf zwei
Hufschlaglinien vorwärts-seitwärts bewegt, wobei der Körper in
Bewegungsrichtung gebogen ist

4. 1. 3. Kraftaufbau

Der Kraftaufbau beim Pferd ist ein komplexer physiologischer Prozess, der auf molekularer Ebene durch verschiedene Mechanismen gesteuert wird. Die <u>Muskelhypertrophie</u>, also die Vergrößerung der Muskelfasern, erfolgt hauptsächlich durch die Zunahme von Proteinfilamenten in den Muskelzellen [s182]. Dabei spielen zwei Arten der Hypertrophie eine wichtige Rolle: die <u>myofibrilläre</u> und die <u>sarkoplasmatische</u> Hypertrophie [s182]. Ein entscheidender Faktor für den Kraftaufbau ist das Protein <u>Myostatin</u>, das als natürlicher Regulator des Muskelwachstums fungiert [s183]. Studien haben gezeigt, dass die Myostatin-Expression nach gezieltem Training signifikant abnimmt, was zu einer verstärkten Muskelfaservergrößerung führt. Dies ist besonders interessant für die praktische Trainingsgestaltung, da verschiedene Genotypen unterschiedlich auf Training reagieren [s183]. Ein individuell angepasstes Trainingsprogramm ist daher von großer Bedeutung. Die Entwicklung der Rückenmuskulatur zeigt dabei verschiedene zeitliche Phasen: Bereits im Kurzzeitbereich lässt sich eine Hypertrophie bestimmter Rückenmuskeln nachweisen. Nach etwa 30 Tagen kontinuierlichen Trainings nimmt die Gesamtquerschnittsfläche der Rückenmuskulatur auf beiden Körperseiten progressiv zu [s184]. Ein praktischer Ansatz wäre hier, das Training in 4-Wochen-Blöcken zu planen und die Entwicklung durch regelmäßige Messungen der Muskelumfänge zu dokumentieren. Für einen effektiven Kraftaufbau ist die Ernährung von fundamentaler Bedeutung. Die Muskelproteine werden aus Aminosäuren aufgebaut, wobei besonders die essentiellen Aminosäuren Methionin, Lysin und Threonin eine Schlüsselrolle spielen [s185]. Ein praktischer Tipp ist die gezielte Fütterung dieser Nährstoffe im zeitlichen Umfeld des Trainings. Beispielsweise sollte das Pferd etwa 1-2 Stunden vor dem Training eine proteinreiche Mahlzeit erhalten. Die Oberlinie des Pferdes verdient besondere Aufmerksamkeit, da sie maßgeblich für die Tragfähigkeit und Bewegungsqualität verantwortlich ist [s186]. Eine schwache Oberlinie kann verschiedene Ursachen haben, von mangelnder Bewegung bis hin zu Verdauungsproblemen. Um hier gezielt gegenzusteuern, empfiehlt sich ein ganzheitlicher Ansatz: Neben dem Training sollten auch die Verdauungsgesundheit und die Proteinversorgung optimiert werden. Ein praktisches Beispiel wäre die Integration von Bergaufarbeit in Kombination mit einer angepassten Proteinsupplementierung. Die Aktivierung von <u>Satellitenzellen</u> spielt eine wichtige Rolle bei der Muskelhypertrophie [s183]. Diese wird durch gezieltes Training stimuliert, wobei die Intensität und Häufigkeit der Belastung sorgfältig dosiert werden muss. Ein bewährtes Trainingsprotokoll könnte wie folgt aussehen: Drei Trainingseinheiten pro Woche mit progressiver Steigerung der Intensität, wobei zwischen den intensiven Einheiten mindestens ein Tag Pause liegen sollte. Die Muskelentwicklung benötigt Zeit und Geduld [s186]. Je nach Ausgangszustand des Pferdes können die Fortschritte unterschiedlich schnell sichtbar werden. Wichtig ist eine regelmäßige Dokumentation der Entwicklung, beispielsweise durch Fotos aus verschiedenen Perspektiven oder Messungen der Muskelumfänge. Diese Dokumentation hilft nicht nur bei der Erfolgskontrolle, sondern ermöglicht auch eine gezielte Anpassung des Trainingsprogramms. Zusätzlich zur Proteinversorgung spielen auch Vitamine und Antioxidantien eine wichtige Rolle, besonders während und nach intensiven Trainingseinheiten [s185]. Ein ausgewogenes Ernährungskonzept sollte daher neben hochwertigen Proteinen auch diese Mikronährstoffe in ausreichender Menge bereitstellen. In der Praxis bedeutet dies beispielsweise die Zugabe von Vitamin E und Selen zur Unterstützung der Muskelregeneration.

Glossar

Muskelhypertrophie

Ein natürlicher Anpassungsprozess des Muskels, bei dem sich die Dicke der einzelnen Muskelfasern durch vermehrte Einlagerung von Eiweißen vergrößert

myofibrilläre

Bezieht sich auf die kontraktilen Elemente des Muskels, die für die eigentliche Kraftentwicklung verantwortlich sind

Myostatin

Ein körpereigenes Protein, das als Wachstumsbremse der Muskulatur wirkt und genetisch unterschiedlich stark ausgeprägt sein kann

sarkoplasmatische

Bezieht sich auf die Flüssigkeit innerhalb der Muskelzelle, die wichtige Nährstoffe und Energie speichert

Satellitenzelle

Spezielle Stammzellen im Muskelgewebe, die bei Bedarf neue Muskelzellen bilden können und für die Muskelregeneration wichtig sind

4. 1. 4. Regeneration

ie Regeneration ist ein komplexer physiologischer Prozess, der für den erfolgreichen Muskelaufbau und die Leistungsfähigkeit des Pferdes von entscheidender Bedeutung ist. Sie läuft in verschiedenen Phasen ab und kann durch gezielte Maßnahmen optimiert werden [s187]. Der Regenerationsprozess nach intensivem Training oder Verletzungen gliedert sich in drei Hauptphasen: Die Entzündungsphase, die Regenerationsphase und die Remodellierungsphase [s187]. Besonders wichtig ist dabei die Einhaltung ausreichender Erholungszeiten - ein einzelner Tag zwischen intensiven Trainingseinheiten reicht nachweislich nicht aus, um eine vollständige Gewebeheilung zu gewährleisten [s188]. Ein praktischer Ansatz ist hier die Integration von mindestens zwei Ruhetagen nach intensiven Trainingseinheiten. Die Ernährung spielt eine Schlüsselrolle in der Regenerationsphase. L-Carnitin-Supplementierung hat sich als besonders effektiv erwiesen, um die Erholungszeit zu verkürzen und eine schnellere Rückkehr zum Training zu ermöglichen [s188]. Ein konkretes Beispiel für die Supplementierung wäre die Gabe von L-Carnitin etwa 30 Minuten vor dem Training und direkt nach der Belastung. Moderne regenerative Therapieansätze bieten vielversprechende Möglichkeiten zur Unterstützung der Heilungsprozesse. Drei Hauptverfahren haben sich dabei besonders bewährt [s189]: 1. Plättchenreiches Plasma (PRP): Diese Therapie verbessert die Zellmigration und -proliferation und optimiert die Matrixsynthese. In der Praxis wird sie häufig bei Sehnenverletzungen eingesetzt. 2. Interleukin-1-Rezeptor-Antagonisten-Protein: Diese Behandlung reduziert Entzündungsprozesse und eignet sich besonders bei degenerativen Gelenkerkrankungen. 3. Stammzelltherapie: Sie unterstützt die Regeneration geschädigten Gewebes durch die Verringerung von Entzündungen und die Förderung der Gefäßneubildung. Eine innovative Methode zur Unterstützung der Geweberegeneration ist die Ganzkörpervibration [s187]. Diese Therapieform verbessert die Durchblutung und beschleunigt den Heilungsprozess. Ein praktisches Anwendungsbeispiel wäre eine 10-minütige Vibrationstherapie nach dem Training, gefolgt von einer leichten Massage. Für die optimale Rehabilitation nach Verletzungen oder intensiven Trainingsphasen empfiehlt sich ein strukturiertes Programm, das Ruhe und gezielte Übungen kombiniert [s190]. Die Kombination aus regelmäßiger Massage und der Anwendung von Muskelaufbaupräparaten kann dabei die Rehabilitationszeit deutlich verkürzen. Neueste Forschungen zeigen interessante Entwicklungen im Bereich der <u>Peptidtherapie</u> [s191]. Injizierbare Peptide können besonders bei älteren Pferden die Muskelregeneration verbessern, indem sie die Immunantwort verstärken und pro-fibrotische Prozesse hemmen. Diese Behandlung sollte jedoch nur in Absprache mit einem Veterinärmediziner erfolgen. Ein oft unterschätzter Aspekt der Regeneration ist die Qualität der Gewebeheilung. Eine mangelhafte Remodellierung kann zu zufällig ausgerichteten Gewebszellen führen, was die Strukturfestigkeit und Elastizität des Gewebes beeinträchtigt [s187]. Um dies zu vermeiden, ist eine schrittweise und kontrollierte Wiederaufnahme des Trainings essentiell. Die Kombination verschiedener regenerativer Therapien kann die Heilungsergebnisse zusätzlich verbessern. Beispielsweise zeigt die Verbindung von PRP-Behandlung mit extrakorporaler Stoßwellentherapie vielversprechende Resultate durch die verstärkte Freisetzung von Wachstumsfaktoren [s189].

Glossar

L-Carnitin

Eine körpereigene Substanz, die beim Transport von Fettsäuren in die Mitochondrien hilft und dadurch die Energiegewinnung aus Fetten unterstützt.

Peptidtherapie

Eine Behandlungsmethode mit kurzen Proteinketten, die gezielt bestimmte Stoffwechselprozesse im Körper beeinflussen können.

Plättchenreiches Plasma

Eine Blutkomponente, die durch Zentrifugation gewonnen wird und eine hohe Konzentration von Blutplättchen enthält. Diese sind reich an Wachstumsfaktoren und können die Heilung beschleunigen.

Zusammenfassung - 4. 1. Muskelaufbau

- Die Trainingsintensität für optimalen Muskelaufbau liegt bei 2-5 Sätzen mit 5-15 Wiederholungen und einer subjektiven Belastung von 8/10
- Bei 1-3 Wiederholungen sind 3-5 Minuten Pausenzeit nötig, bei 8-12 Wiederholungen reichen 1-2 Minuten
- Jede Muskelgruppe benötigt mindestens 48 Stunden Regeneration für effektiven Muskelaufbau
- Die Herzfrequenz sollte sich nach intensiven Einheiten innerhalb von 2-3 Minuten auf 60-64 Schläge normalisieren
- Die Muskelhypertrophie erfolgt durch myofibrilläre und sarkoplasmatische Mechanismen
- Das Protein Myostatin fungiert als natürlicher Regulator des Muskelwachstums
- Nach 30 Tagen kontinuierlichem Training nimmt die Gesamtquerschnittsfläche der Rückenmuskulatur progressiv zu
- Die Aminosäuren Methionin, Lysin und Threonin spielen eine Schlüsselrolle beim Muskelaufbau
- Die Aktivierung von Satellitenzellen ist essentiell für die Muskelhypertrophie
- L-Carnitin-Supplementierung verkürzt nachweislich die Regenerationszeit
- Plättchenreiches Plasma (PRP) verbessert die Zellmigration und Matrixsynthese
- Die Kombination von PRP mit Stoßwellentherapie verstärkt die Freisetzung von Wachstumsfaktoren

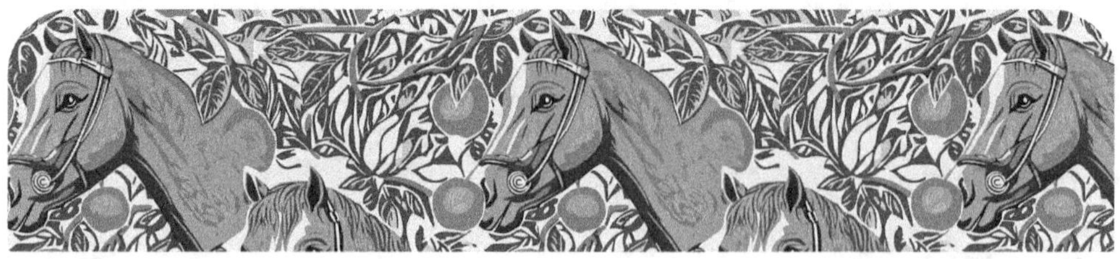

4. 2. Bewegungslehre

ie Bewegungslehre beim Pferd wirft faszinierende Fragen auf: Wie koordiniert ein Pferd seine komplexen Bewegungsabläufe? Welche biomechanischen Prinzipien ermöglichen es ihm, zwischen verschiedenen Gangarten zu wechseln? Und wie entwickelt sich das sensible Zusammenspiel zwischen Muskulatur, Nervensystem und Skelett? Die wissenschaftliche Erforschung der equinen Bewegungsmuster hat in den letzten Jahren bedeutende Fortschritte gemacht. Von der Entdeckung genetischer Faktoren bis hin zum Verständnis neurologischer Steuerungsprozesse - das Wissen über die Bewegungsphysiologie des Pferdes wächst stetig. Dennoch bleiben viele Aspekte, besonders im Bereich der koordinativen Feinabstimmung und der Balance-Regulation, noch zu erforschen. Für Pferdehalter, Trainer und Veterinärmediziner ist das Verständnis der Bewegungslehre von elementarer Bedeutung. Es bildet die Grundlage für artgerechtes Training, effektive Therapie und präventive Gesundheitsvorsorge. Die folgenden Abschnitte beleuchten die wichtigsten Aspekte der equinen Bewegungslehre und zeigen auf, wie dieses Wissen in der Praxis angewendet werden kann.

„Bei mittleren Geschwindigkeiten zeigt sich bei Pferden eine große Variation der Bewegungsmuster - vom diagonalen Muster im Trab bis zum lateralen Muster im Takt."

4. 2. 1. Gangarten

Die Gangarten des Pferdes sind komplexe, rhythmische Bewegungsmuster, die durch präzise Koordination der Gliedmaßen und des gesamten Körpers charakterisiert werden [s192]. Grundsätzlich unterscheidet man zwischen symmetrischen und asymmetrischen Gangarten, wobei zu den symmetrischen der Schritt, Trab und Tölt gehören, während der Galopp zu den asymmetrischen Gangarten zählt [s192]. Ein vollständiger Bewegungszyklus besteht aus verschiedenen Phasen: Der Standphase, in der der Huf Bodenkontakt hat, der Schwungphase und der <u>Suspensionsphase</u> [s193]. Bei der Standphase unterscheiden Experten zwischen einer anfänglichen Verzögerungsphase und einer darauffolgenden Antriebsphase, die an der Mittelstandposition getrennt werden [s193]. Ein erfahrener Reiter kann diese Phasen deutlich spüren und sollte sie bei der Ausbildung des Pferdes berücksichtigen. Jedes gesunde Pferd beherrscht die grundlegenden Gangarten Schritt (langsam) und Galopp (schnell) [s194]. Interessanterweise zeigt sich bei mittleren Geschwindigkeiten eine große Variation der Bewegungsmuster - vom diagonalen Muster im Trab bis zum lateralen Muster im Takt [s194]. Bei der Beurteilung der Gangqualität spielt die zeitliche Koordination der Hufabfolge eine entscheidende Rolle [s195]. Reiter und Ausbilder sollten besonders auf die Regelmäßigkeit der Fußfolge achten. Eine Besonderheit stellen die sogenannten Gangtiere dar, die sich durch zusätzliche Gangarten bei mittlerer Geschwindigkeit auszeichnen [s194]. Ein charakteristisches Merkmal dieser speziellen Gangarten ist der "Drei-Fuß-Support" - ein Moment, in dem drei Hufe gleichzeitig Bodenkontakt haben [s194]. Diese Fähigkeit ist genetisch bedingt und wird durch zentrale Muster-Generatoren im Rückenmark gesteuert [s194]. Die genetische Komponente der Gangarten wurde durch die Entdeckung der <u>DMRT3-Mutation</u> weiter aufgeklärt [s196]. Diese Mutation spielt eine wichtige Rolle bei der Entwicklung verschiedener Pferderassen mit speziellen Gangarten [s196]. Züchter können heute durch genetische Tests gezielt auf bestimmte Gangveranlagungen selektieren [s194]. Für die praktische Arbeit mit Pferden ist das Verständnis der Schrittparameter essentiell. Die Schrittfrequenz wird in Schritten pro Sekunde oder Hertz gemessen [s192]. Bei der Ausbildung sollte man beachten, dass die Genauigkeit der Bewegungsabläufe mit zunehmender Geschwindigkeit abnimmt [s195]. Dies ist besonders relevant bei der Arbeit mit jungen oder unerfahrenen Pferden. Alternative Gangarten wie Pace oder verschiedene Formen des Amblings zeigen spezifische Fußfallmuster [s196]. Beim Pace beispielsweise bewegen sich die Beine einer Körperseite synchron, während beim Trab die diagonalen Beinpaare zusammenarbeiten [s196]. Diese Unterschiede sollten bei der Ausbildung und dem Training berücksichtigt werden. Für die Gesunderhaltung des Pferdes ist es wichtig, die natürlichen Bewegungsmuster zu respektieren und zu fördern. Die Überwachung der zeitlichen Schrittparameter kann dabei helfen, Unregelmäßigkeiten frühzeitig zu erkennen [s195]. Moderne Technologien wie Inertialmessgeräte (IMU) unterstützen die präzise Analyse der Bewegungsabläufe [s195]. Ein besonderes Augenmerk sollte auf die Entwicklung der Grundgangarten gelegt werden, bevor spezielle oder künstliche Gangarten trainiert werden. Die Qualität der Bewegung zeigt sich besonders in der Regelmäßigkeit und Harmonie der Schrittfolgen [s192]. Dabei ist zu beachten, dass die Stand- und Schwungphasen in einem ausgewogenen Verhältnis stehen sollten [s193].

Glossar

DMRT3-Mutation

Genetische Veränderung auf Chromosom 23, die als 'Ganggen' bekannt ist und die Fähigkeit zur Ausführung zusätzlicher Gangarten wie Tölt oder Pass ermöglicht.

Inertialmessgerät

Elektronische Sensoren zur Messung von Beschleunigung, Rotation und Bewegungsrichtung. Ermöglichen die detaillierte Analyse der Pferdebewegung ohne Videotechnik.

Suspensionsphase

Phase im Bewegungsablauf des Pferdes, in der kein Huf Bodenkontakt hat - auch Schwebephase genannt. Besonders deutlich im Trab und Galopp zu beobachten.

4. 2. 2. Koordination

Die Koordination beim Pferd ist ein komplexes Zusammenspiel verschiedener Systeme, das weit über die reine Muskelaktivität hinausgeht. Sie basiert auf dem präzisen Zusammenwirken von Gehirn, Rückenmark und Bewegungsapparat [s197]. Besonders deutlich wird dies bei den fließenden Übergängen zwischen verschiedenen Gangarten, die eine hochpräzise Abstimmung aller beteiligten Systeme erfordern. Die posturale Kontrolle spielt dabei eine zentrale Rolle. Sie umfasst verschiedene sensorisch-motorische Prozesse, die für das Gleichgewicht in sowohl statischen als auch dynamischen Situationen verantwortlich sind [s198]. Ein Pferd muss beispielsweise beim Übergang vom Schritt zum Trab seinen Schwerpunkt kontinuierlich anpassen, was nur durch eine exzellente Koordination möglich ist. Reiter können diese Übergänge unterstützen, indem sie zunächst in der Komfortzone des Pferdes arbeiten und die Anforderungen schrittweise steigern [s199]. Die Propriozeption, also die Wahrnehmung der eigenen Körperposition im Raum, ist fundamental für die koordinative Leistungsfähigkeit. Eine Beeinträchtigung dieser Fähigkeit kann zu erheblichen Koordinationsstörungen und Kraftverlust führen [s200]. In der Praxis zeigt sich dies beispielsweise, wenn ein Pferd nach einer Verletzung wieder aufgebaut werden muss. Hier empfiehlt es sich, mit einfachen Koordinationsübungen auf festem, ebenem Boden zu beginnen und erst allmählich die Komplexität zu steigern. Interessanterweise dienen Gangartenwechsel nicht nur der Energieeffizienz, sondern auch der Stabilität. Wissenschaftliche Untersuchungen haben gezeigt, dass der Übergang vom Schritt zum Trab die Robustheit gegenüber seitlichen Störungen erhöht [s197]. Dies erklärt, warum Pferde in unebenem Gelände häufig den Trab dem Schritt vorziehen. Für Reiter und Trainer bedeutet dies, dass sie bei der Arbeit im Gelände diese natürliche Tendenz berücksichtigen und dem Pferd die Wahl der Gangart überlassen sollten, wenn es um Stabilität und Sicherheit geht.

Die Koordination kann durch gezielte therapeutische Interventionen verbessert werden [s198]. Dabei ist es wichtig, verschiedene sensorische Kanäle zu stimulieren. In der Praxis haben sich Übungen mit unterschiedlichen Bodenbeschaffenheiten, <u>Cavaletti</u>-Arbeit oder das Reiten über Bodenricks bewährt. Diese Übungen fördern nicht nur die Koordination, sondern helfen auch dabei,

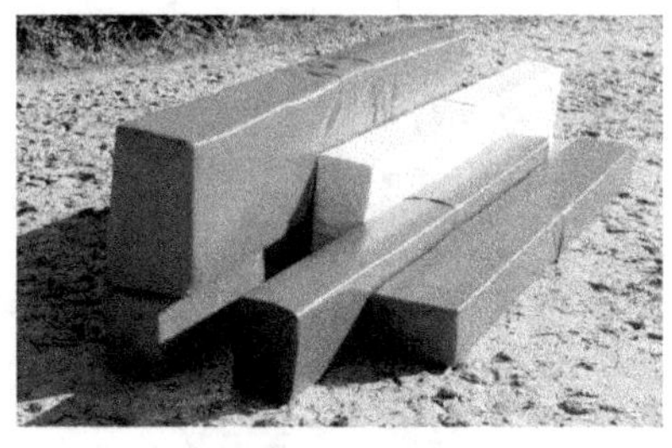

Cavaletti [i63]

versteckte Kompensationsmuster zu erkennen und zu korrigieren [s199]. Aus der Grundgangart "Trott" können durch Variation der Körperneigung und Beinbelastung neun verschiedene Gangarten entwickelt werden [s201]. Dies verdeutlicht die enorme Anpassungsfähigkeit des equinen Bewegungsapparats. Für das Training bedeutet dies, dass eine schrittweise Entwicklung der koordinativen Fähigkeiten möglich ist, wobei stets auf die individuelle Veranlagung und körperliche Verfassung des Pferdes geachtet werden muss. Die neurologische Komponente der Koordination darf nicht unterschätzt werden. Störungen in der Signalübertragung zwischen Gehirn und Muskeln können die koordinative Leistungsfähigkeit erheblich beeinträchtigen [s200]. Regelmäßige tierärztliche Kontrollen sind daher essenziell, um neurologische Probleme frühzeitig zu erkennen und zu behandeln. Für die praktische Arbeit mit Pferden bedeutet dies, dass ein systematischer Aufbau der koordinativen Fähigkeiten unerlässlich ist. Dabei sollte nach dem Prinzip "von leicht nach schwer" und "von einfach nach komplex" vorgegangen werden. Besonders wichtig ist es, dem Pferd ausreichend Zeit für die Entwicklung seiner koordinativen Fähigkeiten zu geben und Überforderungen zu vermeiden.

Glossar

Cavaletti

Speziell entwickelte Bodenstangen auf niedrigen Böcken, die in verschiedenen Höhen eingestellt werden können. Dienen als Trainingshilfe zur Verbesserung von Bewegungsabläufen und Koordination.

postural

Bezieht sich auf die Körperhaltung und deren Kontrolle. Ein System aus Reflexen und Muskelaktivitäten, das die aufrechte Position und das Gleichgewicht des Körpers reguliert.

Propriozeption

Ein Sinnessystem, das über spezielle Rezeptoren in Muskeln, Sehnen und Gelenken die Stellung und Bewegung des Körpers im Raum wahrnimmt. Beim Pferd besonders wichtig für die sichere Bewegung und das Gleichgewicht.

4. 2. 3. Balance

Die Balance eines Pferdes ist fundamental für seine Gesundheit, Leistungsfähigkeit und das harmonische Zusammenspiel mit dem Reiter. Ein ausbalanciertes Pferd kann sich effizient bewegen und ist weniger anfällig für Verletzungen [s202]. Die Entwicklung und Erhaltung der Balance ist ein komplexer Prozess, der verschiedene Aspekte der <u>Biomechanik</u> und Bewegungskontrolle umfasst. Ein wichtiger Grundsatz ist, dass echte Kraft nur auf dem Fundament der Stabilität aufgebaut werden kann. Wenn ein Pferd versucht, sein Gleichgewicht zu finden oder eine schiefe Haltung einnimmt, ist es ihm nicht möglich, die Art von Kraft zu entwickeln, die zu verbesserter Leistung führt [s202]. In der praktischen Arbeit bedeutet dies, dass zunächst an der Stabilität gearbeitet werden muss, bevor man sich auf Kraftübungen konzentriert. Dies kann durch gezielte Übungen zur Fußplatzierung und Kontrolle der Wirbelgelenke erreicht werden. Die Biomechanik des Pferdes basiert auf vier Bewegungsdimensionen, die in einem modernen, pferdefreundlichen Trainingssystem berücksichtigt werden sollten [s203]. Dabei ist es wichtig, dass der Reiter versteht, wie diese Dimensionen zusammenwirken. Ein praktischer Ansatz ist es, mit einfachen Übungen zur Gewichtsverlagerung zu beginnen und diese schrittweise zu komplexeren Bewegungsabläufen weiterzuentwickeln. Die Ausrichtung des Reiters spielt eine entscheidende Rolle für die Balance des Pferdes. Die Schultern des Reiters sollten entspannt und gerade über dem Becken ausgerichtet sein [s204]. Ein stabiler und gerader Pferderücken erleichtert dem Reiter dabei die Wahrnehmung seiner eigenen Position. In der Praxis empfiehlt es sich, regelmäßig die eigene Sitzhaltung zu überprüfen und gegebenenfalls durch gezielte Übungen zu verbessern. Interessante Erkenntnisse liefert die Hippotherapie: Die rhythmischen Bewegungsimpulse, die vom Pferderücken ausgehen, stimulieren die <u>posturalen Reflexmechanismen</u> [s205]. Diese Erkenntnis lässt sich auch auf das Training gesunder Pferde übertragen. Durch gezieltes Training kann die Synchronisation zwischen den Bewegungen des Pferdes und des Reiters verbessert werden [s206], was zu einer besseren funktionellen Mobilität führt. Die Arbeit an der Geschmeidigkeit des Pferdes ist ein wesentlicher erster Schritt zur Verbesserung der Geradlinigkeit [s204]. Praktische Übungen hierzu können zunächst im Stand durchgeführt werden, bevor man sie in die Bewegung überträgt. Dabei sollte besonders auf die gleichmäßige Belastung beider

Körperseiten geachtet werden, da Asymmetrien zu einer verminderten Kernstärke führen können. Ein wichtiger Aspekt der Balance ist das Körperbewusstsein des Pferdes. Um Stabilität zu erreichen, benötigt das Pferd ein verbessertes Bewusstsein und Kontrolle über seine Fußplatzierung sowie die Fähigkeit, die Ausrichtung seiner Wirbelgelenke während der Bewegung aufrechtzuerhalten [s202]. Dies kann durch spezifische Bodenarbeitsübungen gefördert werden, bei denen das Pferd lernt, seine Füße gezielt zu platzieren und seinen Körper bewusst zu kontrollieren. Die Entwicklung der Balance sollte systematisch und ohne Zeitdruck erfolgen. Wissenschaftliche Untersuchungen zeigen, dass sich die Stabilität mit zunehmender Übung verbessert, was sich in einer Verringerung der Abweichungen des Druckschwerpunkts zeigt [s205]. Für Trainer und Reiter bedeutet dies, dass sie ihren Pferden ausreichend Zeit geben sollten, neue Bewegungsmuster zu entwickeln und zu festigen.

Glossar

Biomechanik

Die Wissenschaft, die sich mit den mechanischen Gesetzmäßigkeiten in lebenden Organismen befasst. Bei Pferden untersucht sie die Kräfte und Bewegungen, die auf Knochen, Gelenke und Muskeln wirken.

posturale Reflexmechanismen

Automatische Körperreaktionen, die zur Aufrechterhaltung der Körperhaltung und des Gleichgewichts dienen. Diese Reflexe werden durch Sinnesorgane im Innenohr, in Muskeln und Gelenken gesteuert.

Zusammenfassung - 4. 2. Bewegungslehre

- Die DMRT3-Mutation bestimmt maßgeblich die Fähigkeit zu speziellen Gangarten wie Tölt oder Pace
- Gangtiere zeichnen sich durch einen charakteristischen "Drei-Fuß-Support" bei mittlerer Geschwindigkeit aus
- Die Genauigkeit der Bewegungsabläufe nimmt mit zunehmender Geschwindigkeit systematisch ab
- Der Übergang vom Schritt zum Trab erhöht nachweislich die Robustheit gegenüber seitlichen Störungen
- Aus der Grundgangart "Trott" können durch Variation der Körperneigung neun verschiedene Gangarten entwickelt werden
- Die posturale Kontrolle umfasst sensorisch-motorische Prozesse für statisches und dynamisches Gleichgewicht
- Eine Beeinträchtigung der Propriozeption führt zu messbarem Kraftverlust und Koordinationsstörungen
- Die rhythmischen Bewegungsimpulse des Pferderückens stimulieren direkt die posturalen Reflexmechanismen
- Asymmetrien in der Bewegung führen zu einer nachweisbaren Verminderung der Kernstärke
- Die Stabilität verbessert sich mit zunehmender Übung, messbar durch reduzierte Abweichungen des Druckschwerpunkts
- Echte Kraftentwicklung ist nur auf Basis stabiler Balance möglich, nicht bei Kompensationshaltungen

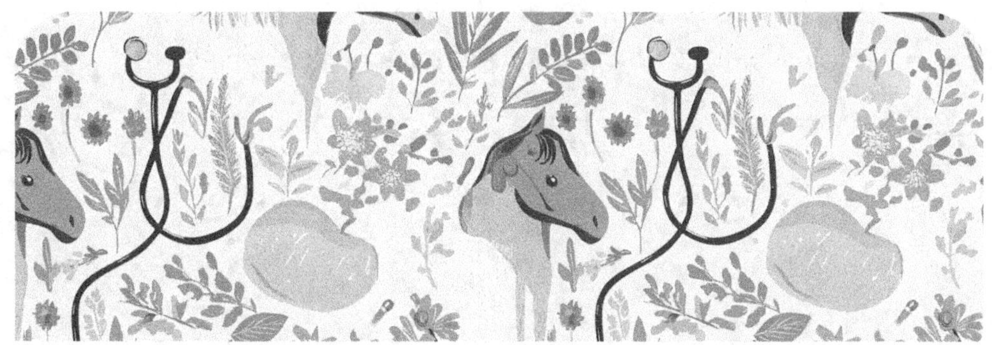

4. 3. Leistungsoptimierung

ie Optimierung der sportlichen Leistung bei Pferden wirft komplexe Fragen auf: Wie lässt sich das Training so gestalten, dass es sowohl effektiv als auch gesundheitserhaltend ist? Welche physiologischen Parameter müssen berücksichtigt werden, um Überbelastung zu vermeiden? Und wie kann eine systematische Trainingsplanung zur Verletzungsprävention beitragen? Die wissenschaftliche Forschung der letzten Jahre hat gezeigt, dass die Leistungsoptimierung bei Pferden ein fein abgestimmtes Zusammenspiel aus Belastungssteuerung, strukturierter Trainingsplanung und präventiven Maßnahmen erfordert. Dabei spielen sowohl messbare Parameter wie Herzfrequenz und Laktatwerte als auch die individuelle Konstitution des Pferdes eine entscheidende Rolle. Die Herausforderung besteht darin, das richtige Gleichgewicht zwischen Trainingsreizen und Regeneration zu finden - eine Aufgabe, die fundiertes Wissen über trainingsphysiologische Grundlagen voraussetzt. Die folgenden Abschnitte zeigen auf, wie moderne Erkenntnisse aus der Sportphysiologie in die praktische Trainingsarbeit integriert werden können.

„Die 80/20-Regel besagt, dass etwa 80% des Trainings im niedrigintensiven Bereich stattfinden sollte, um eine nachhaltige Leistungsentwicklung zu gewährleisten."

4. 3. 1. Belastungssteuerung

Die professionelle Belastungssteuerung ist ein zentraler Baustein für die nachhaltige Leistungsentwicklung und Gesunderhaltung von Sportpferden. Sie basiert auf der systematischen Überwachung und Anpassung von Trainingsreizen, wobei sowohl physiologische als auch biomechanische Parameter berücksichtigt werden müssen [s207]. Ein fundamentales Prinzip der Belastungssteuerung ist die 80/20-Regel, die besagt, dass etwa 80% des Trainings im niedrigintensiven Bereich stattfinden sollte [s208]. Dies ist besonders wichtig für die langfristige Entwicklung junger Pferde, bei denen eine zu frühe Überbelastung vermieden werden muss. Ein praktisches Beispiel hierfür wäre die Gestaltung einer typischen Trainingswoche: Von fünf Trainingstagen sollten vier im moderaten Intensitätsbereich liegen, während nur ein Tag für hochintensives Training vorgesehen ist. Die Herzfrequenzüberwachung spielt eine zentrale Rolle bei der Belastungssteuerung. Studien haben gezeigt, dass Pferde mit niedrigeren Herzfrequenzen während der Aufwärmphase und höheren maximalen Herzfrequenzen während intensiver Belastungsphasen bessere Leistungen erbringen [s209]. Für Trainer bedeutet dies konkret, dass sie während des Aufwärmens die Herzfrequenz ihrer Pferde im Auge behalten sollten - idealerweise liegt diese in der Aufwärmphase bei 40-50% der maximalen Herzfrequenz. Die Herzfrequenzvariabilität (<u>HRV</u>) hat sich als wichtiger Indikator für die Trainingssteuerung etabliert [s210]. Trainer sollten die HRV-Werte ihrer Pferde regelmäßig morgens in Ruhe messen. Ein deutlicher Abfall der HRV kann auf Überbelastung hinweisen und sollte zu einer unmittelbaren Reduzierung der Trainingsintensität führen. Besondere Aufmerksamkeit erfordert die Rehabilitation nach Verletzungen. Hier hat sich der Einsatz von dynamischen Unterstützungssystemen bewährt, die eine präzise Kontrolle der Belastung ermöglichen [s211]. Diese Systeme erlauben eine graduelle Steigerung der Belastung, beispielsweise durch kontrollierte Einschränkung der Fesselgelenksextension während verschiedener Bewegungsphasen. Die Überwachung der Blutlaktatwerte hat sich als besonders aussagekräftiger Parameter zur Beurteilung der Trainingsanpassung erwiesen [s212]. Trainer sollten regelmäßige Laktatmessungen während standardisierter Belastungstests durchführen, um die individuelle anaerobe Schwelle ihrer Pferde zu bestimmen und das Training entsprechend anzupassen. Ein häufiger Fehler in der

Trainingspraxis ist die Unterschätzung von Übertrainingsanzeichen. Studien haben gezeigt, dass die Fitness von Sportpferden während intensiver Trainingsphasen abnehmen kann [s213]. Trainer sollten daher ein systematisches Monitoring etablieren, das neben Leistungsparametern auch Verhaltensänderungen und Regenerationszeiten berücksichtigt. Für die praktische Umsetzung empfiehlt sich die Führung eines detaillierten Trainingstagebuchs, in dem neben den objektiven Messwerten auch subjektive Beobachtungen festgehalten werden [s207]. Dies ermöglicht es, langfristige Trends zu erkennen und das Training entsprechend anzupassen. Ein bewährtes Schema ist die wöchentliche Auswertung der gesammelten Daten mit anschließender Trainingsanpassung für die kommende Woche. Die individuelle Anpassungsfähigkeit der Pferde muss dabei besonders berücksichtigt werden. Interessanterweise zeigen Studien, dass Pferde mit initial schlechteren Leistungsparametern oft die größten Trainingsfortschritte erzielen können [s212]. Dies unterstreicht die Bedeutung einer geduldigen und systematischen Herangehensweise an die Leistungsentwicklung. Für eine optimale Belastungssteuerung ist es unerlässlich, sowohl externe (z.B. Trainingsumfang, Intensität) als auch interne Belastungsparameter (z.B. Herzfrequenz, Laktatwerte) zu erfassen und in Relation zu setzen [s207]. Dies ermöglicht eine präzise Abstimmung der Trainingsbelastung auf den individuellen Fitnesszustand des Pferdes und hilft, das optimale Gleichgewicht zwischen Belastung und Regeneration zu finden.

Glossar

Herzfrequenzvariabilität
Zeitlicher Abstand zwischen einzelnen Herzschlägen, der Aufschluss über die Anpassungsfähigkeit des Herzens und das Zusammenspiel von Sympathikus und Parasympathikus gibt

Laktat
Stoffwechselprodukt, das bei intensiver Muskelarbeit ohne ausreichende Sauerstoffversorgung entsteht und zur Übersäuerung der Muskulatur führen kann

4. 3. 2. Trainingsplanung

ine systematische Trainingsplanung ist fundamental für die erfolgreiche Leistungsentwicklung von Sportpferden. Die Planung folgt dabei dem Prinzip der Periodisierung, das verschiedene Trainingszyklen und -phasen strukturiert aufeinander aufbaut [s214]. Die Basis bildet das Grundlagentraining, das sich durch längere, moderate Trainingseinheiten auszeichnet. In dieser Phase liegt der Fokus auf der Entwicklung der aeroben Kapazität und dem Aufbau der Grundlagenausdauer [s215]. Ein typischer Trainingsblock könnte beispielsweise aus drei 45-minütigen Einheiten pro Woche bestehen, bei denen das Pferd hauptsächlich im Trab und leichtem Galopp bewegt wird. Nach der Grundlagenphase erfolgt eine systematische Steigerung durch die Integration spezifischer Trainingsreize. Hier kommen vermehrt Intervalltraining und gezielte Tempoeinheiten zum Einsatz [s216]. Ein bewährtes Intervalltraining könnte wie folgt aussehen: Nach 15-minütigem Aufwärmen folgen 4-6 Intervalle von je 2-3 Minuten erhöhter Intensität, unterbrochen von jeweils 3-4 Minuten aktiver Erholung im Schritt. Besondere Bedeutung kommt dem Konzept des "Peaking" zu, also der gezielten Formsteuerung auf einen Wettkampfhöhepunkt hin [s217]. Etwa zwei Wochen vor wichtigen Wettkämpfen wird eine Tapering-Phase eingeleitet, in der das Trainingsvolumen um 40-90% reduziert wird, während die Intensität der verbleibenden Einheiten hoch bleibt. Diese Strategie kann die Wettkampfleistung um 3-6% steigern. Die Blockperiodisierung hat sich als effektives Konzept erwiesen, bei dem spezifische Trainingsziele in konzentrierten Blöcken bearbeitet werden [s214]. Ein typischer 4-Wochen-Block könnte beispielsweise zunächst den Schwerpunkt auf Ausdauer legen, gefolgt von einer Woche intensivem Krafttraining, einer Woche Schnelligkeitstraining und einer Regenerationswoche.

Für die praktische Umsetzung ist ein ausgewogenes Verhältnis zwischen Belastung und Erholung essentiell [s216]. Trainer sollten dabei folgende Grundregeln beachten:
- Mindestens ein vollständiger Ruhetag pro Woche
- Abwechslung zwischen intensiven und regenerativen Trainingseinheiten
- Regelmäßige Kontrolle der Erholungsfähigkeit durch Beobachtung von Verhaltensmustern und Vitalparametern

Die Integration von mentalem Training in die Trainingsplanung gewinnt zunehmend an Bedeutung [s216]. Dabei können beispielsweise ruhige Ausritte in der Natur oder gezielte Entspannungsübungen während der Regenerationsphasen eingebaut werden. Ein oft unterschätzter Aspekt ist die Balance zwischen Kraft- und Ausdauertraining [s215]. Praktisch umgesetzt werden kann dies durch die Integration von Hangarbeit oder kontrollierten Bergauf-Galoppaden zur Kraftentwicklung, während längere Trabphasen in der Ebene der Ausdauerentwicklung dienen.

Die Trainingsplanung muss zudem die individuellen Bedürfnisse und Anpassungsfähigkeiten des Pferdes berücksichtigen [s214]. Dabei sollten Trainer ein detailliertes Monitoring-System etablieren, das folgende Aspekte umfasst:
- Tägliche Dokumentation von Trainingsinhalt und -umfang
- Regelmäßige Erfassung von Leistungsparametern
- Protokollierung von Regenerationszeiten und Verhaltensauffälligkeiten

Die Ernährung spielt eine wichtige unterstützende Rolle in der Trainingsplanung [s216]. Der Ernährungsplan sollte an die jeweilige Trainingsphase angepasst werden, wobei in intensiven Phasen der Energiebedarf entsprechend erhöht werden muss. Für die langfristige Entwicklung ist es wichtig, regelmäßige Testeinheiten in die Planung zu integrieren, um den Trainingserfolg zu überprüfen und gegebenenfalls Anpassungen vorzunehmen. Diese Tests sollten unter standardisierten Bedingungen durchgeführt werden, um vergleichbare Ergebnisse zu erhalten.

Glossar

Blockperiodisierung

Ein modernes Trainingskonzept, bei dem verschiedene
Trainingsziele in konzentrierten, aufeinanderfolgenden
Zeitabschnitten trainiert werden, statt mehrere Fähigkeiten parallel
zu entwickeln.

Peaking

Eine Trainingsmethode aus dem Leistungssport, bei der durch
gezielte Steuerung der Trainingsbelastung der Leistungshöhepunkt
genau zum gewünschten Zeitpunkt erreicht wird.

Tapering

Eine Trainingstechnik, bei der die Trainingsbelastung vor einem
Wettkampf systematisch reduziert wird, um Ermüdung abzubauen
und optimale Leistungsfähigkeit zu erreichen.

4. 3. 3. Verletzungsprävention

ie Verletzungsprävention ist ein komplexes und wichtiges Thema im Pferdesport, da jährlich etwa 16% der Sportpferde von signifikanten Weichteilverletzungen betroffen sind, die zu Trainingsunterbrechungen führen [s218]. Ein systematischer Präventionsansatz ist daher unerlässlich für die langfristige Gesunderhaltung der Pferde. Die $1 spielt eine zentrale Rolle bei der Verletzungsprävention. Trainer müssen die spezifischen Anforderungen ihrer Disziplin genau verstehen, da die meisten trainingsbedingten Verletzungen bei korrektem biomechanischem Verständnis vermeidbar sind [s219]. Ein praktisches Beispiel: Bei Dressurpferden sollte besonders auf die gleichmäßige Belastung beider Körperseiten geachtet werden. Dies kann durch regelmäßigen Handwechsel und ausbalancierte Arbeitseinheiten auf beiden Händen erreicht werden.

Wiederholte Überlastung wurde als Hauptursache für Weichteilverletzungen identifiziert [s218]. Diese entsteht häufig durch eine Kombination aus Ermüdung, bestehenden Lahmheiten und ungünstiger Konformation. Um dem entgegenzuwirken, empfiehlt sich die Integration von Cross-Training in den Trainingsplan [s220]. Ein effektives Cross-Training-Programm könnte beispielsweise aus einer Kombination von Dressurarbeit, kontrollierten Geländeeinheiten und

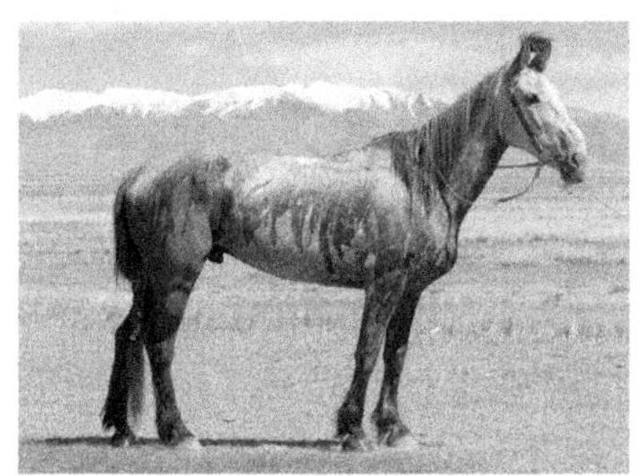

Konformation [i64]

Gymnastikarbeit an der Longe bestehen. Die Bodenbeschaffenheit spielt eine entscheidende Rolle bei der Verletzungsprävention [s221]. Trainer sollten ihre Pferde systematisch an verschiedene Untergründe gewöhnen [s220]. Ein praktischer Ansatz wäre, das Training wie folgt zu strukturieren: Aufwärmen auf festem, ebenem Boden, Hauptarbeitsphase auf dem jeweiligen disziplinspezifischen Untergrund und Entspannungsphase wieder auf festem Boden. Moderne Technologien bieten innovative Möglichkeiten zur Verletzungsprävention. Insbesondere bei der Prävention von Muskelkontrakturen haben sich Schockwellentherapie, Infrarot-Thermografie und Elektrotherapien als wirksam erwiesen [s222]. Diese Methoden sollten jedoch stets in Absprache mit dem behandelnden Tierarzt eingesetzt werden.

Ein oft unterschätzter Aspekt ist die Bedeutung der Rumpfstärke des Pferdes [s220]. Ein gezieltes Rumpfstabilisationstraining kann durch spezifische Übungen erreicht werden. Praktische Übungen hierfür sind:
- Stangenarbeit im Schritt und Trab
- Cavaletti-Training in verschiedenen Abständen
- Arbeit am Hang
- Rückwärtsrichten auf gerader Linie

Die Haltungsbedingungen beeinflussen das Verletzungsrisiko erheblich. Studien zeigen, dass reine Stallhaltung das Risiko von Weichteilverletzungen erhöht [s218]. Eine präventive Maßnahme ist die Gewährleistung von ausreichender Bewegung auch außerhalb des Trainings, idealerweise durch regelmäßigen Weidegang oder Paddockaufenthalt.

Ein umfassendes Präventionsprogramm muss auch die regelmäßige Kontrolle und Pflege von Füßen, Zähnen und Ausrüstung einschließen [s219]. Ein praktischer Kontrollplan könnte wie folgt aussehen:
- Tägliche Hufkontrolle vor und nach dem Training
- Monatliche Kontrolle der Ausrüstung auf Verschleiß
- Halbjährliche Zahnkontrolle durch den Tierarzt
- Regelmäßige Anpassung des Sattels

Die Entwicklung von Bildungsmodulen für Trainer, Besitzer und Tierärzte ist ein wichtiger Bestandteil der Verletzungsprävention [s221]. Diese sollten insbesondere das Erkennen früher Warnsignale und die Bedeutung präventiver Maßnahmen vermitteln. Eine ausreichende Aufwärm- und Abkühlphase ist fundamental für die Verletzungsprävention [s219]. Ein strukturiertes Aufwärmprogramm sollte mindestens 15-20 Minuten umfassen und schrittweise die Intensität steigern. Die Abkühlphase sollte ähnlich lang sein und mit lockeren, dehnenden Elementen abschließen.

Zusammenfassung - 4. 3. Leistungsoptimierung

- Die 80/20-Regel besagt, dass 80% des Trainings im niedrigintensiven Bereich stattfinden sollte
- Niedrigere Herzfrequenzen während der Aufwärmphase korrelieren mit besserer Leistung
- Ein deutlicher Abfall der Herzfrequenzvariabilität weist auf Überbelastung hin
- Dynamische Unterstützungssysteme ermöglichen präzise Belastungskontrolle in der Rehabilitation
- Pferde mit initial schlechteren Leistungsparametern zeigen oft die größten Trainingsfortschritte
- Die Tapering-Phase reduziert das Trainingsvolumen 2 Wochen vor Wettkämpfen um 40-90%
- Blockperiodisierung konzentriert spezifische Trainingsziele in 4-Wochen-Blöcken
- 16% der Sportpferde erleiden jährlich signifikante Weichteilverletzungen
- Cross-Training reduziert das Verletzungsrisiko durch Variation der Belastungsformen
- Schockwellentherapie und Infrarot-Thermografie haben sich bei der Prävention von Muskelkontrakturen bewährt
- Reine Stallhaltung erhöht nachweislich das Risiko von Weichteilverletzungen
- Die Kombination aus Ermüdung, bestehenden Lahmheiten und ungünstiger Konformation ist Hauptursache für Weichteilverletzungen

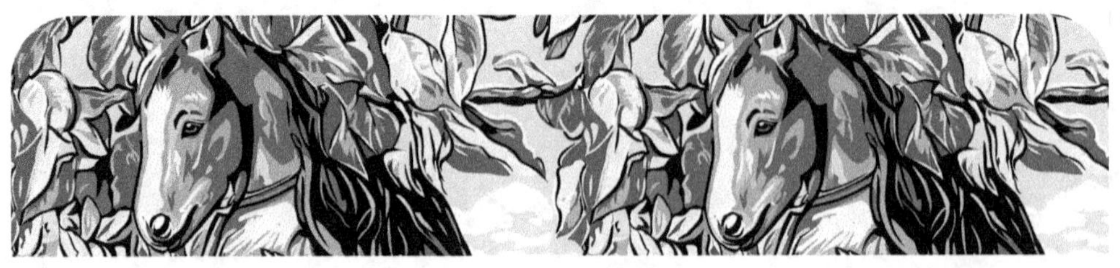

Rückblick - 4. Trainingsphysiologie

- Die Muskelhypertrophie erfolgt durch Zunahme von Proteinfilamenten, wobei myofibrilläre und sarkoplasmatische Hypertrophie unterschieden werden

- Das Protein Myostatin fungiert als natürlicher Regulator des Muskelwachstums und seine Expression nimmt nach Training signifikant ab

- Die Rückenmuskulatur zeigt bereits nach 30 Tagen kontinuierlichem Training eine progressive Zunahme der Gesamtquerschnittsfläche

- Die Aktivierung von Satellitenzellen spielt eine wichtige Rolle bei der Muskelhypertrophie und wird durch gezieltes Training stimuliert

- Die Herzfrequenzvariabilität (HRV) hat sich als wichtiger Indikator für die Trainingssteuerung etabliert

- Die Blockperiodisierung ermöglicht eine konzentrierte Bearbeitung spezifischer Trainingsziele in definierten Zeitblöcken

- Etwa 16% der Sportpferde sind jährlich von signifikanten Weichteilverletzungen betroffen

- Die DMRT3-Mutation spielt eine wichtige Rolle bei der Entwicklung verschiedener Pferderassen mit speziellen Gangarten

- Die posturale Kontrolle umfasst sensorisch-motorische Prozesse für das Gleichgewicht in statischen und dynamischen Situationen

- Die Propriozeption ist fundamental für die koordinative Leistungsfähigkeit und ihre Beeinträchtigung führt zu Koordinationsstörungen

- Der Übergang vom Schritt zum Trab erhöht die Robustheit gegenüber seitlichen Störungen

- Die Integration von Cross-Training in den Trainingsplan reduziert das Verletzungsrisiko durch einseitige Belastungen

- Moderne Technologien wie Schockwellentherapie und Infrarot-Thermografie haben sich in der Verletzungsprävention bewährt

- Die Tapering-Phase vor Wettkämpfen mit 40-90% reduziertem Trainingsvolumen kann die Leistung um 3-6% steigern

Kostenlose Zusatzangebote in Planung

Wir freuen uns, Ihnen künftig ergänzende kostenlose Materialien zu diesem Buch anbieten zu können:

- Ein exklusives Bonuskapitel mit zusätzlichen Inhalten
- Eine kompakte Zusammenfassung des gesamten Buches im PDF-Format

Die Veröffentlichung dieser Materialien ist für Januar 2025 geplant.
Besuchen Sie gerne schon heute unsere Website. Sobald unser Newsletter-Service startet (voraussichtlich Januar 2025), können Sie sich dort für Updates registrieren und verpassen keine Neuigkeiten zu den kostenlosen Zusatzangeboten.

SaageBooks.com/de/pferdegesundheit-bonus-13WLCT

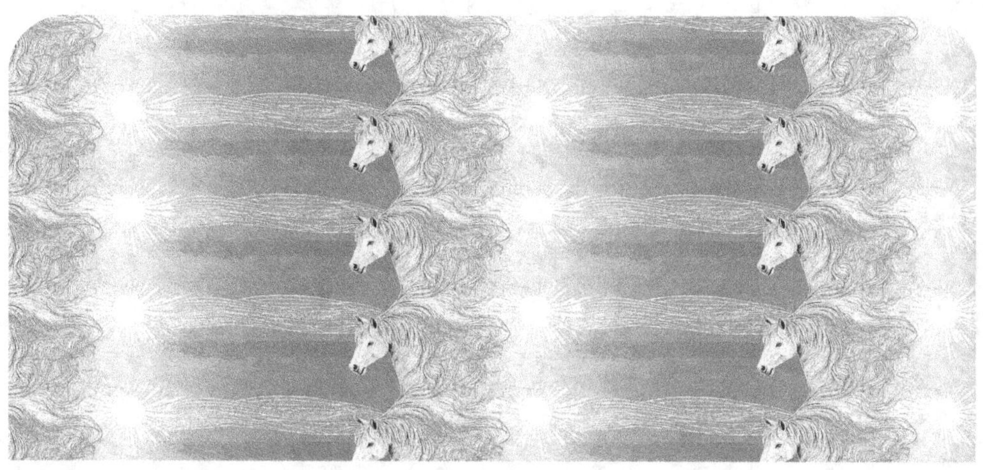

Liebe Leserinnen, liebe Leser,

Ich fühle mich sehr geehrt, dass Sie sich die Zeit genommen haben, mein Buch von Anfang bis Ende zu lesen. Als Autor ist es mein größter Wunsch, Ihnen wertvolle Erkenntnisse und praktische Hilfestellungen mit auf den Weg zu geben. Ihr Vertrauen in meine Arbeit bedeutet mir sehr viel. Ich hoffe, die Lektüre war für Sie bereichernd. Sollten Sie Fragen oder Anregungen haben, können Sie mich gerne über unsere Website kontaktieren.

Wenn Ihnen dieses Buch gefallen hat, würde ich mich sehr über eine ehrliche Rezension freuen. Ihre Meinung ist mir wichtig und hilft anderen Lesern bei ihrer Entscheidung. Sie können Ihre ehrliche Bewertung ganz einfach auf der Verkaufsplattform hinterlassen, über die Sie das Buch erworben haben.
Vielen Dank für Ihre Unterstützung!

Artemis Saage

Saage Media GmbH

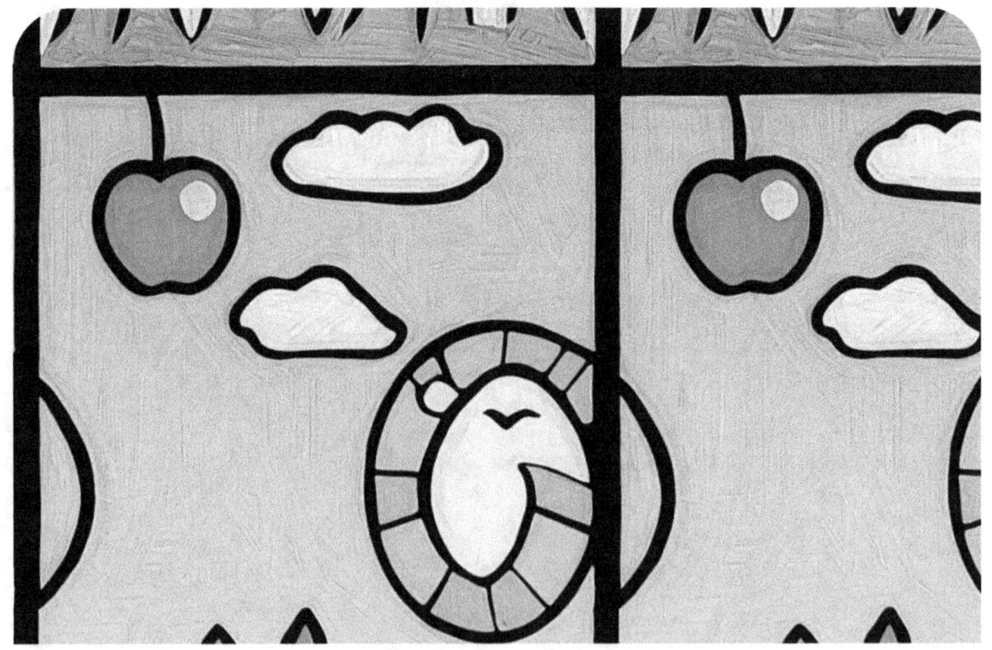

SaageBooks.com/de

Entdecken Sie mehr! Auf unserer Verlagswebsite erwartet Sie eine vielfältige Auswahl an weiteren Büchern und spannenden Publikationen. Neben kostenlosen Inhalten und exklusiven Bonusmaterialien finden Sie dort auch vertiefende Informationen zu unseren Werken. Stöbern Sie durch unser umfangreiches digitales Angebot und lassen Sie sich von zusätzlichen Leseerlebnissen inspirieren. Als besonderen Service bieten wir Ihnen sowohl kostenfreie als auch kostenpflichtige Inhalte an, die Ihr Leseerlebnis perfekt ergänzen.

SaageBooks.com/de

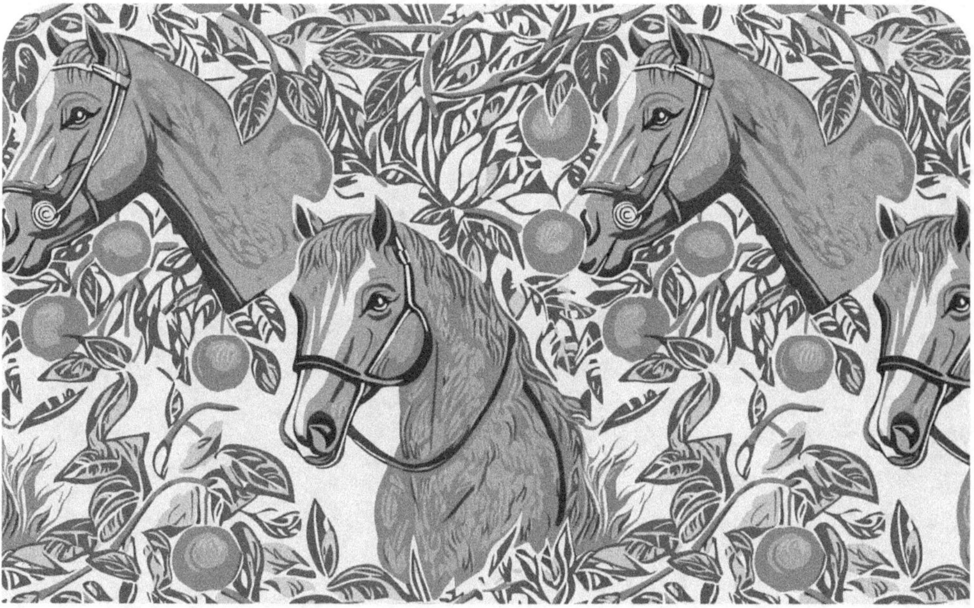

Quellen

Mein aufrichtiger Dank gilt allen Autorinnen und Autoren der zitierten wissenschaftlichen und nicht-wissenschaftlichen Quellen, den Betreibern der referenzierten Internetseiten sowie den Urheberinnen und Urhebern der verwendeten Bilder, Grafiken und Studien, deren wertvolle Arbeiten wesentlich zur Entstehung dieses Buches beigetragen haben.

Für weitere Informationen empfehle ich Ihnen, die verlinkten Quellen-Websites zu besuchen.

Alle Quellen wurden zuletzt aufgerufen am: 2024-11-29

[s1] - https://www.nature.com/articles/s41598-024-75960-7
Autor: Jindi Wu, Heya Na, Fan Bai, Siyu Li, Hao Gao, Rina Sha
Titel: Preparation and tissue structure analysis of horse bone collagen peptide
Erscheinungsdatum: 28 October 2024
Webseite: Nature
Publisher: Scientific Reports

[s2] - https://www.nature.com/articles/s41598-018-29655-5
Autor: J. Oinas, A. P. Ronkainen, L. Rieppo, M. A. J. Finnilä, J. T. Iivarinen, P. R. van Weeren, H. J. Helminen, P. A. J. Brama, R. K. Korhonen, S. Saarakkala
Titel: Composition, structure and tensile biomechanical properties of equine articular cartilage during growth and maturation
von: Nature Research
Erscheinungsdatum: 27 July 2018
Webseite: Nature
Publisher: Scientific Reports

[s3] - https://avmajournals.avma.org/downloadpdf/view/journals/ajvr/52/1/ajvr.1991.52.01.133.pdf
Autor: David A. Wilson, DVM, MS; Gordon J. Baker, BVSc, PhD; Gerald J. Pijanowski, DVM, PhD; Michael J. Boero, DVM, MS; Robert R. Badertscher II, DVM, PhD
Titel: Composition and morphologic features of the interosseous muscle in Standardbreds and Thoroughbreds
Erscheinungsdatum: January 1991
Webseite: AVMA Journals
Publisher: American Veterinary Medical Association

[s4] - https://optionsforanimals.com/wp-content/uploads/2019/02/Ex_and_Tx_of_Eq_Back_Pain.pdf
Autor: Kevin K. Haussler, DVM, DC, PhD
Titel: Review of the Examination and Treatment of Back and Pelvic Disorders
von: Gail Holmes Equine Orthopaedic Research Center, Colorado State University
Webseite: optionsforanimals.com
Publisher: American Association of Equine Practitioners

[s5] - https://www.mdpi.com/2076-2615/11/1/234
Autor: Gravrok, J., et al.
Titel: Beyond the Benefits of Assistance Dogs: Exploring Challenges Experienced by First-Time Handlers
von: MDPI
Erscheinungsdatum: 2019
Webseite: MDPI
Publisher: MDPI

[s6] - https://www.nature.com/articles/s41598-020-65339-9
Autor: Ryotaro Nagakura, Masahito Yamamoto, Juhee Jeong, Nobuyuki Hinata, Yukio Katori, Wei-Jen Chang, Shinichi Abe
Titel: Switching of Sox9 expression during musculoskeletal system development
von: Nature Publishing Group
Erscheinungsdatum: 2020-05-21
Webseite: Nature
Publisher: Scientific Reports

[s7] - https://www.ivis.org/sites/default/files/library/aaep/1997/Haussler.pdf
Autor: Kevin K. Haussler, DVM, DC, PhD
Titel: Application of Chiropractic Principles and Techniques to Equine Practice
Erscheinungsdatum: 1997
Webseite: IVIS
Publisher: AAEP

[s8] - https://www.epauk.org/about-equine-podiatry/articles/hoof-anatomy-a-beginners-guide/
Titel: Hoof Anatomy – A Beginner's Guide
von: Equine Podiatry Association
Webseite: Equine Podiatry Association

[s9] - https://extension.missouri.edu/sites/default/files/legacy_media/wysiwyg/Extensiondata/Pub/pdf/agguides/ansci/g02740.pdf
Autor: Robert C. McClure, Gerald R. Kirk, Phillip D. Garrett
Titel: Functional Anatomy of the Horse Foot
von: University of Missouri
Erscheinungsdatum: 10/99
Webseite: MU Extension
Publisher: University of Missouri

[s10] - https://equine-jogging-shoes.com/advice-guidance/rubber-sole/
Titel: Unique Rubber Sole Benefits
Erscheinungsdatum: 2023
von: All Natural Horse Care
Webseite: Equine Jogging Shoes

[s11] - https://digitalcommons.otterbein.edu/stu_honor/56/
Autor: Sharlee Lowe
Titel: The Effect of Whole Body Vibration on Equine Hoof Growth
Erscheinungsdatum: 2017
Webseite: Digital Commons @ Otterbein

[s12] - https://pubmed.ncbi.nlm.nih.gov/7988538/
Autor: P Dyhre-Poulsen, H H Smedegaard, J Roed, E Korsgaard
Titel: Equine hoof function investigated by pressure transducers inside the hoof and accelerometers mounted on the first phalanx
Webseite: PubMed
Erscheinungsdatum: 1994-09
Publisher: Equine Veterinary Journal

[s13] - https://www.extension.purdue.edu/extmedia/id/id-321-w.pdf
Autor: Kate Hepworth, Dr. Michael Neary, Dr. Simon Kenyon
Titel: Hoof Anatomy, Care and Management in Livestock
von: Purdue University Cooperative Extension Service
Erscheinungsdatum: 10/04
Webseite: Purdue University Extension
Publisher: Purdue University Cooperative Extension Service

[s14] - https://www.equestriansurfaces.co.uk/news/horse-hoof-anatomy-your-complete-guide/
Titel: Horse Hoof Anatomy: Your Complete Guide
von: Equestrian Surfaces
Erscheinungsdatum: 06.03.2023
Webseite: Equestrian Surfaces

[s15] - https://nebraskaequine.com/about-us/our-services/chiropractic-and-acupuncture.html
Titel: Chiropractic and Acupuncture
von: Nebraska Equine Veterinary Clinic
Webseite: Nebraska Equine Veterinary Clinic

[s16] - https://vet.arioneo.com/en/blog/horse-back-anatomy-and-biomechanics/
Titel: Horse back: anatomy and biomechanics
von: Arioneo
Erscheinungsdatum: 2022-11-18
Webseite: Arioneo

[s17] - https://www.nature.com/articles/s41598-021-92272-2
Autor: A. Byström, A. M. Hardeman, F. M. Serra Bragança, L. Roepstorff, J. H. Swagemakers, P. R. van Weeren, A. Egenvall
Titel: Differences in equine spinal kinematics between straight line and circle in trot
von: Nature Publishing Group
Erscheinungsdatum: 2021-06-18
Webseite: Nature
Publisher: Scientific Reports

[s18] - https://emedicine.medscape.com/article/1899031-overview
Autor: Stephen Kishner, MD, MHA; Chief Editor: Thomas R Gest, PhD
Titel: Lumbar Spine Anatomy: Overview, Gross Anatomy, Natural Variants
von: Medscape
Erscheinungsdatum: Nov 09, 2017
Webseite: Medscape

[s19] - https://pubmed.ncbi.nlm.nih.gov/10218240/
Autor: J M Denoix
Titel: Spinal biomechanics and functional anatomy
von: National Institute of Agronomic Research
Erscheinungsdatum: 1999-04
Webseite: PubMed
Publisher: Vet Clin North Am Equine Pract

[s20] - https://veteriankey.com/the-respiratory-system-anatomy-physiology-and-adaptations-to-exercise-and-training/
Autor: PIERRE LEKEUX, TATIANA ART, DAVID R. HODGSON
Titel: The respiratory system: Anatomy, physiology, and adaptations to exercise and training
von: Veterinary Key
Webseite: Veterinary Key

[s21] - https://vet.ucalgary.ca/community/learning-animal-health/anatomy/equine
Titel: Equine Anatomy
von: University of Calgary
Webseite: University of Calgary Veterinary Medicine

[s22] - https://vethospital.tamu.edu/large-animal/equine-soft-tissue-surgery/respiratory-tract/
Titel: Respiratory Tract
von: Texas A&M University
Webseite: Texas A&M Veterinary Hospital

[s23] - https://www.westvets.com.au/wp-content/uploads/2017/06/respiratory-conditions.pdf
Autor: Sarah Van Dyck
Titel: Respiratory Conditions Part One
von: WestVETS Animal Hospital & Reproduction Centre
Erscheinungsdatum: March 2016
Webseite: Horses and People Magazine

[s24] - https://en.audevard.com/blog/the-horse-s-respiratory-system
Titel: The horse's respiratory system
von: Audevard Laboratories
Webseite: Audevard

[s25] - https://extension.umd.edu/resource/teaching-basic-equine-nutrition-part-ii-equine-digestive-anatomy-and-physiology
Autor: Amy Burk
Titel: Teaching Basic Equine Nutrition Part II: Equine Digestive Anatomy and Physiology
von: University of Maryland Extension
Erscheinungsdatum: September 7, 2021
Webseite: University of Maryland Extension

[s26] - https://www.ivis.org/sites/default/files/library/aaep/2001/91010100053.pdf
Autor: James N. Moore, DVM, PhD; Thel Melton, BA; William C. Carter, MS, CMI; Allison L. Wright, MS, CMI; Malcolm L. Smith, PhD
Titel: A New Look at Equine Gastrointestinal Anatomy, Function, and Selected Intestinal Displacements
Erscheinungsdatum: 2001
Webseite: IVIS
Publisher: AAEP

[s27] - https://extension.umaine.edu/publications/1005e/
Titel: Bulletin #1005, Equine Facts: Basic Horse Nutrition
von: University of Maine
Webseite: University of Maine Cooperative Extension

[s28] - https://pubmed.ncbi.nlm.nih.gov/8800413/
Autor: J E Reynolds 3rd, S A Rommel
Titel: Structure and function of the gastrointestinal tract of the Florida manatee, Trichechus manatus latirostris
von: Eckerd College
Erscheinungsdatum: 1996-07
Webseite: PubMed
Publisher: Anatomical Record

[s29] - https://animalmicrobiome.biomedcentral.com/articles/10.1186/s42523-022-00224-6
Autor: Georgia Wunderlich, Michelle Bull, Tom Ross, Michael Rose, Belinda Chapman
Titel: Understanding the microbial fibre degrading communities & processes in the equine gut
von: BMC (BioMed Central)
Erscheinungsdatum: 2023-01-12
Webseite: Animal Microbiome
Publisher: BMC (BioMed Central)

[s30] - https://bmcmicrobiol.biomedcentral.com/articles/10.1186/s12866-023-03001-w
Autor: Yiping Zhao, Xiujuan Ren, Haiqing Wu, He Hu, Chao Cheng, Ming Du, Yao Huang, Xiaoqing Zhao, Liwei Wang, Liuxi Yi, Jinshan Tao, Yajing Li, Yanan Lin, Shaofeng Su, Manglai Dugarjaviin
Titel: Diversity and functional prediction of fungal communities in different segments of mongolian horse gastrointestinal tracts
von: BMC
Erscheinungsdatum: 2023-09-09
Webseite: BMC Microbiology
Publisher: BMC

[s31] - https://vet.ucalgary.ca/community/learning-animal-health/anatomy/equine
Titel: Equine Anatomy
von: University of Calgary
Webseite: University of Calgary Veterinary Medicine

[s32] - https://pubmed.ncbi.nlm.nih.gov/3877552/
Autor: D L Evans
Titel: Cardiovascular adaptations to exercise and training
Webseite: PubMed
Erscheinungsdatum: 1985-12
Publisher: Vet Clin North Am Equine Pract

[s33] - https://pubmed.ncbi.nlm.nih.gov/15134294/
Autor: Claus D Buergelt — **Titel:** Equine cardiovascular pathology: an overview
von: University of Florida — **Erscheinungsdatum:** 2003-12
Webseite: PubMed — **Publisher:** Animal Health Research Reviews

[s34] - https://www.mdpi.com/2227-7390/9/20/2580
Titel: Computer Simulations of Dynamic Response of Ferrofluids on an Alternating Magnetic Field with High Amplitude — **von:** MDPI
Webseite: MDPI — **Publisher:** MDPI

[s35] - https://www.vetspecialists.com/specialties/cardiology
Titel: Cardiology — **von:** VetSpecialists
Webseite: VetSpecialists

[s36] - https://pubmed.ncbi.nlm.nih.gov/15134294/
Autor: Claus D Buergelt — **Titel:** Equine cardiovascular pathology: an overview
Erscheinungsdatum: 2003-12 — **Webseite:** PubMed
Publisher: Anim Health Res Rev

[s37] - https://doi.org/10.1186/s12987-020-00230-3
Autor: Hossam Kadry, Behnam Noorani, Luca Cucullo — **Titel:** A blood−brain barrier overview on structure, function, impairment, and biomarkers of integrity
Erscheinungsdatum: 2020-11-18 — **Webseite:** Fluids and Barriers of the CNS
Publisher: BMC

[s38] - https://vanat.ahc.umn.edu/
Autor: T.F. Fletcher — **Titel:** Carnivore Anatomy Courseware
von: University of Minnesota College of Veterinary Medicine — **Erscheinungsdatum:** January 2021
Webseite: Minnesota Veterinary Anatomy Courseware Web Site

[s39] - https://vetmed.tennessee.edu/vmc/equinehospital/equineacupuncture/
Titel: Acupuncture and Chiropractic — **von:** University of Tennessee Institute of Agriculture
Webseite: University of Tennessee College of Veterinary Medicine

[s40] - https://equine.ca.uky.edu/news-story/understanding-differences-between-ems-and-ppid
Titel: Understanding the Differences between EMS and PPID — **von:** University of Kentucky
Erscheinungsdatum: June, 2013 — **Webseite:** University of Kentucky Ag Equine Programs

[s41] - https://cvm.msu.edu/vdl/client-education/guides-for-pet-owners/equine-endocrinology-pituitary-pars-intermedia-dysfunction-ppid
Titel: Equine Endocrinology: Pituitary Pars Intermedia Dysfunction (PPID) — **von:** Michigan State University College of Veterinary Medicine
Webseite: Veterinary Diagnostic Laboratory

[s42] - https://actavetscand.biomedcentral.com/articles/10.1186/s13028-019-0480-2
Autor: Caterina Squillacioti, Alessandra Pelagalli, Giovanna Liguori, Nicola Mirabella — **Titel:** Urocortins in the mammalian endocrine system
von: BMC — **Erscheinungsdatum:** 2019-10-04
Webseite: Acta Veterinaria Scandinavica — **Publisher:** BMC

[s43] - https://avmajournals.avma.org/downloadpdf/view/journals/javma/261/2/javma.22.11.0485.pdf
Autor: Jane M. Manfredi, DVM, PhD; Sarah Jacob, DVM, PhD; Elaine Norton, DVM, PhD — **Titel:** Endocrine Disorders: a One-Health Issue
von: Michigan State University; University of Arizona — **Erscheinungsdatum:** February 2023
Webseite: avmajournals.avma.org — **Publisher:** American Veterinary Medical Association

[s44] - https://catalog.uconn.edu/undergraduate/courses/ansc/
Titel: Undergraduate Catalog — **von:** University of Connecticut
Erscheinungsdatum: 2024-2025 — **Webseite:** University of Connecticut Catalog

[s45] - https://nutritionandmetabolism.biomedcentral.com/articles/10.1186/1743-7075-11-10
Autor: Shuai Zhang, Matthew W Hulver, Ryan P McMillan, Mark A Cline, Elizabeth R Gilbert — **Titel:** The pivotal role of pyruvate dehydrogenase kinases in metabolic flexibility
Erscheinungsdatum: 12 February 2014 — **Webseite:** Nutrition & Metabolism
Publisher: BMC

[s46] - https://pubmed.ncbi.nlm.nih.gov/35968025/
Autor: Xiaohui Wen, Shengjun Luo, Dianhong Lv, Chunling Jia, Xiurong Zhou, Qi Zhai, Li Xi, Caijuan Yang — **Titel:** Variations in the fecal microbiota and their functions of Thoroughbred, Mongolian, and Hybrid horses
von: Guangdong Academy of Agricultural Sciences — **Erscheinungsdatum:** 2022-07-28
Webseite: PubMed — **Publisher:** Frontiers in Veterinary Science

[s47] - https://pubmed.ncbi.nlm.nih.gov/35705806/
Autor: Veronica L Li, Yang He, Kévin Contrepois, Hailan Liu, Joon T Kim, Amanda L Wiggenhorn, Julia T Tanzo, Alan Sheng-Hwa Tung, Xuchao Lyu, Peter-James H Zushin, Robert S Jansen, Basil Michael, Kang Yong Loh, Andrew C Yang, Christian S Carl, Christian T Voldstedlund, Wei Wei, Stephanie M Terrell, Benjamin C Moeller, Rick M Arthur, Gareth A Wallis, Koen van de Wetering, Andreas Stahl, Bente Kiens, Erik A Richter, Steven M Banik, Michael P Snyder, Yong Xu, Jonathan Z Long — **Titel:** An exercise-inducible metabolite that suppresses feeding and obesity
von: Stanford University, Baylor College of Medicine, University of California Berkeley, Netherlands Cancer Institute, Radboud University, University of California San Francisco, University of Copenhagen, University of California at Davis, University of Birmingham, Thomas Jefferson University — **Erscheinungsdatum:** 2022-06-15
Webseite: Nature — **Publisher:** Springer Nature Limited

[s48] - https://bulletin.auburn.edu/coursesofinstruction/ansc/
Titel: Auburn Bulletin 2024-2025 — **von:** Auburn University
Erscheinungsdatum: 2024-2025 — **Webseite:** Auburn University

[s49] - https://catalog.tamu.edu/graduate/course-descriptions/ansc/ansc.pdf
Titel: ANSC - Animal Science — **von:** Texas A&M University
Webseite: Texas A&M University

[s50] - https://apps.ualberta.ca/catalogue/course/an_sc
Titel: Animal Science Course Catalogue — **von:** University of Alberta
Webseite: ualberta.ca

[s51] - https://link.springer.com/article/10.1007/s12649-018-0351-5
Autor: Izabela Michalak, Katarzyna Godlewska, Krzysztof Marycz
Titel: Biomass Enriched with Minerals via Biosorption Process as a Potential Ingredient of Horse Feed
Erscheinungsdatum: 26 May 2018
Webseite: SpringerLink
Publisher: Springer

[s52] - https://www.equine74.com/blog/calcium-overdose-in-horses
Titel: Calcium Overdose in Horses
von: Equine74
Webseite: Equine74

[s53] - https://madbarn.ca/feeds/mega-cell-mvp-pelleted-multi-vitamin-and-mineral-med-vet/
Titel: Mega-Cell MVP – Pelleted Multi Vitamin and Mineral (Med-Vet)
von: Mad Barn
Webseite: Mad Barn

[s54] - https://madbarn.ca/feeds/phosphate-rock-soft/
Titel: Phosphate – Rock Soft
von: Mad Barn
Webseite: Mad Barn

[s55] - https://www.agrobs.de/en/gipfelstuermer-mineral-p5106/
Titel: Gipfelstürmer Mineral
von: AGROBS GmbH
Webseite: agrobs.de

[s56] - https://ceh.vetmed.ucdavis.edu/sites/g/files/dgvnsk4536/files/inline-files/Horse_Report_Fall_2018_web.pdf
Autor: Carrie J. Finno, DVM, Ph.D.
Titel: Horse Report
von: University of California, Davis
Erscheinungsdatum: Fall 2018
Webseite: Center for Equine Health
Publisher: University of California, Davis, School of Veterinary Medicine

[s57] - https://botupharma.com/download/mioprox02.pdf
Autor: C.J. Finno and S.J. Valberg
Titel: A Comparative Review of Vitamin E and Associated Equine Disorders
Erscheinungsdatum: 2012
Webseite: botupharma.com
Publisher: American College of Veterinary Internal Medicine

[s58] - https://feedxl.com/vitamin-k-for-horses/
Autor: FeedXL Equine Nutrition Team
Titel: Vitamin K for Horses
von: FeedXL
Erscheinungsdatum: August 25, 2022
Webseite: FeedXL

[s59] - https://www.grandmeadows.com/the-science/vitamins-minerals/
Titel: Vitamins & Minerals for Horses
von: Grand Meadows, Inc.
Webseite: Grand Meadows

[s60] - https://pubmed.ncbi.nlm.nih.gov/34331715/
Autor: Erin N Hales, Hadi Habib, Gianna Favro, Scott Katzman, R Russell Sakai, Sabin Marquardt, Matthew H Bordbari, Brittni Ming-Whitfield, Janel Peterson, Anna R Dahlgren, Victor Rivas, Carolina Alanis Ramirez, Sichong Peng, Callum G Donnelly, Bobbi-Sue Dizmang, Angelica Kallenberg, Robert Grahn, Andrew D Miller, Kevin Woolard, Benjamin Moeller, Birgit Puschner, Carrie J Finno
Titel: Increased α-tocopherol metabolism in horses with equine neuroaxonal dystrophy
von: University of California-Davis
Erscheinungsdatum: 2021-09
Webseite: PubMed
Publisher: Wiley Periodicals LLC on behalf of American College of Veterinary Internal Medicine

[s61] - https://pubmed.ncbi.nlm.nih.gov/16426221/
Autor: Thomas J Divers, John E Cummings, Alexander de Lahunta, Harold F Hintz, Hussni O Mohammed
Titel: Evaluation of the risk of motor neuron disease in horses fed a diet low in vitamin E and high in copper and iron
Erscheinungsdatum: 2006-01
Webseite: PubMed
Publisher: American Journal of Veterinary Research

[s62] - https://www.distanceriding.org/wp-content/uploads/2017/09/Challenges-of-Endurance-Exercise-Hydration-and-Electrolyte-Depletion.pdf
Autor: HAROLD C. SCHOTT II
Titel: Challenges of Endurance Exercise: Hydration and Electrolyte Depletion
von: Michigan State University
Webseite: Distance Riding

[s63] - https://www.mdpi.com/2306-7381/9/11/626
Titel: Evaluation of Resting Serum Bile Acid Concentrations in Dogs with Sepsis
von: MDPI
Webseite: MDPI

[s64] - https://training.arioneo.com/en/blog-thermoregulation-in-horses-how-does-he-regulate-his-body-heat/
Titel: Thermoregulation in horses: how do they regulate their body heat?
von: Arioneo
Erscheinungsdatum: 2022-11-25
Webseite: Arioneo Training

[s65] - https://animalsciences.rutgers.edu/faculty/mckeever/KennethMcKeever_Publications.pdf
Autor: Kenneth H. McKeever, Ph.D., FACSM
Titel: PUBLICATIONS
Webseite: Rutgers University
Publisher: Elsevier

[s66] - https://hyperdrug.co.uk/horse/supplements-for-horses/respiratory-supplements-for-horses/
Titel: Respiratory Supplements for Horses
von: Hyperdrug
Webseite: hyperdrug.co.uk

[s67] - https://mrmjournal.biomedcentral.com/articles/10.1186/s40248-015-0010-7
Autor: Charlotte Sandersen, Dorothee Bienzle, Simona Cerri, Thierry Franck, Sandrine Derochette, Philippe Neven, Ange Mouytis-Mickalad, Didier Serteyn
Titel: Effect of inhaled hydrosoluble curcumin on inflammatory markers in broncho-alveolar lavage fluid of horses with LPS-induced lung neutrophilia
Erscheinungsdatum: 15 April 2015
Webseite: Multidisciplinary Respiratory Medicine
Publisher: BMC

[s68] - https://real.mtak.hu/165540/1/Bartos_GALLEY.pdf
Autor: Ádám Bartos, Nikoletta Such, Fruzsina Vanda Gál
Titel: The effect of a fermented herbal feed supplement on the digestion of horses
von: Hungarian University of Agriculture and Life Science
Erscheinungsdatum: 2023
Webseite: Ecocycles
Publisher: European Ecocycles Society

[s69] - https://dengie.com/horse-feeds/healthy-range/healthy-tummy/
Titel: Healthy Tummy
von: Dengie
Webseite: Dengie

[s70] - https://www.equinevitality.co.uk/
Titel: Natural health supplements for horses and ponies
von: Equine Vitality
Webseite: Equine Vitality

[s71] - http://bmrat.org/index.php/BMRAT/article/view/685
Autor: Niti Yashvardhini, Samiksha Samiksha, Deepak Kumar Jha — **Titel:** Pharmacological intervention of various Indian medicinal plants in combating COVID-19 infection
Erscheinungsdatum: Jul 31, 2021 — **Webseite:** Biomedical Research and Therapy

[s72] - https://bmcvetres.biomedcentral.com/articles/10.1186/s12917-016-0714-8
Autor: Hannah Ayrle, Meike Mevissen, Martin Kaske, Heiko Nathues, Niels Gruetzner, Matthias Melzig, Michael Walkenhorst — **Titel:** Medicinal plants – prophylactic and therapeutic options for gastrointestinal and respiratory diseases in calves and piglets? A systematic review
von: BMC Veterinary Research — **Erscheinungsdatum:** 2016-06-06
Webseite: BMC Veterinary Research — **Publisher:** BioMed Central

[s73] - http://nanobioletters.com/wp-content/uploads/2022/10/LIANBS124.134.pdf
Autor: Shobhit Prakash Srivastava, Saurav Yadav, Ratnesh Chaubey, Smriti Ojha, Ayush Chandra Mishra, Shalini Yadav, Sudhanshu Mishra — **Titel:** Herbal Immunomodulators: A Powerful Preventive Weapon for COVID-19
von: Dr. M. C. Saxena College of Pharmacy, Lucknow, Uttar Pradesh, India; Department of Pharmaceutical Science & Technology Madan Mohan Malaviya University of Technology, Gorakhpur, Uttar Pradesh, India — **Erscheinungsdatum:** 25.09.2022
Webseite: nanobioletters.com

[s74] - https://www.happyathillhorsery.com/horse_wound_care_ISP_Relief.html
Titel: Horse Wound Care and First Aid — **von:** Happyat Hill Horsery
Webseite: happyathillhorsery.com

[s75] - https://www.cfsph.iastate.edu/thelivestockproject/using-herbs-and-essential-oils-with-dr-karlene-stange-dvm/
Autor: Dr. Karlene Stange, DVM — **Titel:** Using herbs and essential oils with Dr. Karlene Stange DVM
von: The Livestock Project — **Erscheinungsdatum:** February 17, 2023
Webseite: Iowa State University

[s76] - https://www.sciencedaily.com/releases/2024/05/240502113715.htm
Autor: Isabelle B. Laumer, Caroline Schuppli — **Titel:** Wild orangutan treats wound with pain-relieving plant
von: Max-Planck-Gesellschaft — **Erscheinungsdatum:** 2024-05-02
Webseite: ScienceDaily — **Publisher:** Max-Planck-Gesellschaft

[s77] - https://www.ukvetequine.com/content/clinical/physiotherapy-for-neck-pain-in-the-horse/
Titel: Physiotherapy for Neck Pain in the Horse — **von:** UK Vet Equine
Webseite: UK Vet Equine

[s78] - https://www.vetmed.auburn.edu/wp-content/uploads/2018/09/Overview-Of-Rehabilitation-Principles-.pdf
Autor: Steve Adair MS, DVM, DACVS, DACVSMR — **Titel:** Equine Rehabilitation
von: University of Tennessee Veterinary Medical Center — **Webseite:** Auburn University College of Veterinary Medicine

[s79] - https://equinemanualtherapist.com/
von: Equine Manual Therapist — **Webseite:** Equine Manual Therapist

[s80] - https://www.drbarbaraparks.com/career-certification-programs
Titel: Career Certification Programs — **von:** Dr. Barbara Parks
Webseite: drbarbaraparks.com

[s81] - https://physioequinesolutions.com/2019/05/20/equine-rehabilitation/
Autor: Dr. Emily Shields, PT, CCS, CERP — **Titel:** Equine Rehabilitation
von: Physio Equine Solutions — **Erscheinungsdatum:** May 20, 2019
Webseite: Physio Equine Solutions

[s82] - https://www.resilientequine.com/blog/neurosomatic-therapy
Autor: Jessica Parker — **Titel:** NeuroSomatic Therapy
von: Resilient Equine — **Erscheinungsdatum:** Jul 10
Webseite: resilientequine.com

[s83] - https://vetmed.tennessee.edu/vmc/equinehospital/equineperformancerehab/
Titel: Equine Performance & Rehabilitation — **von:** University of Tennessee
Webseite: University of Tennessee Veterinary Medical Center

[s84] - http://www.hendersonequineclinic.com/veterinary-kinesiotaping
Autor: Dr. Bonny Henderson, Dr. Lauren Powell, Dr. Emily Tuttle — **Titel:** Veterinary Kinesiotaping
von: Henderson Equine Clinic — **Webseite:** Henderson Equine Clinic

[s85] - https://www.jessicalimpkin.co.uk/jessica-limpkin-equine-massage-blog/kinesiology-taping-for-equine-therapists-with-jo-rose
Autor: Jessica Limpkin — **Titel:** Kinesiology Taping for Equine Therapists with Jo Rose
von: Rose Therapy — **Erscheinungsdatum:** November 19, 2021
Webseite: Jessica Limpkin Equine Massage Therapy

[s86] - https://www.ncsuvetce.com/product/equine-kinesiology-taping-course-ii-hands-on-lab-december-7th-2024-lake-worth-fl/
Titel: Equine Kinesiology Taping Course II – (HANDS-ON LAB) — **von:** North Carolina State University
Erscheinungsdatum: December 7, 2024 — **Webseite:** NCSU VetCE

[s87] - https://www.thysol.com.au/kinesiology-taping-courses/equine/
Titel: Equine Kinesiology Taping Course — **von:** THYSOL
Webseite: thysol.com.au

[s88] - https://www.animantia.it/welfare-rehabilitation/equine-therapies/
Titel: Equine Therapies — **von:** Animantia
Erscheinungsdatum: 2021-12-29 — **Webseite:** animantia.it

[s89] - https://www.vetmed.auburn.edu/wp-content/uploads/2018/09/Overview-Of-Rehabilitation-Principles-.pdf
Autor: Steve Adair MS, DVM, DACVS, DACVSMR — **Titel:** Equine Rehabilitation
von: University of Tennessee Veterinary Medical Center — **Webseite:** Auburn University College of Veterinary Medicine

[s90] - https://www.theplaidhorse.com/2024/01/30/baby-steps-early-therapy-on-young-horses-will-pay-dividends-later/
Autor: Laura Stephenson — **Titel:** Baby Steps: Early Therapy On Young Horses Will Pay Dividends Later
von: The Plaid Horse — **Erscheinungsdatum:** 2024-01-30
Webseite: The Plaid Horse

[s91] - https://www.horsebarnsupplies.com/equine-rehabilitation
Titel: 7 Physical Therapy Techniques Used to Reduce Chronic Pain in Horses — **von:** J&E Grill Manufacturing
Webseite: Horse Barn Supplies

[s92] - https://www.weitzequine.com/equine-acupuncture
Autor: Dr. Melissa — **Titel:** Equine Acupuncture
von: Weitz Equine Veterinary Services — **Webseite:** Weitz Equine

[s93] - https://www.midatlanticequine.com/integrative-medicine.html
Autor: Dr. Sullivan — **Titel:** Integrative Medicine
von: Mid-Atlantic Equine Medical Center — **Webseite:** Mid-Atlantic Equine Medical Center

[s94] - https://vetmed.tennessee.edu/vmc/equinehospital/equineacupuncture/
Titel: Acupuncture and Chiropractic — **von:** University of Tennessee Institute of Agriculture
Webseite: University of Tennessee College of Veterinary Medicine

[s95] - https://www.research.va.gov/currents/0317-2.cfm
Autor: Mitch Mirkin — **Titel:** Study: Electroacupuncture eases pain through stem-cell release
von: U.S. Department of Veterans Affairs — **Erscheinungsdatum:** March 16, 2017
Webseite: VA Research Currents

[s96] - https://pubmed.ncbi.nlm.nih.gov/18550160/
Autor: W A Schofield — **Titel:** Use of acupuncture in equine reproduction
von: Hagyard Equine Medical Institute — **Erscheinungsdatum:** 2008-06-11
Webseite: PubMed — **Publisher:** Theriogenology

[s97] - https://pubmed.ncbi.nlm.nih.gov/15460072/
Autor: D V Wilson, C E Berney, D L Peroni, D R Mullineaux, N E Robinson — **Titel:** The effects of a single acupuncture treatment in horses with severe recurrent airway obstruction
von: Michigan State University — **Erscheinungsdatum:** 2004-09
Webseite: PubMed — **Publisher:** Equine Veterinary Journal

[s98] - https://bevas.eu/
Autor: Dr. Emiel Van den Bosch — **Titel:** Veterinary Acupuncture Training and Certification
von: BEVAS (Belgian Veterinary Acupuncture Society) — **Webseite:** bevas.eu

[s99] - https://veterinarypage.vetmed.ufl.edu/2018/10/15/new-uf-equine-acupuncture-center-opens-in-marion-county/
Autor: Dr. Huisheng Xie — **Titel:** New UF Equine Acupuncture Center opens in Marion County
von: University of Florida — **Erscheinungsdatum:** September 4, 2018
Webseite: veterinarypage.vetmed.ufl.edu — **Publisher:** University of Florida College of Veterinary Medicine

[s100] - https://www.equineosteopathy.org/
Titel: Uniting the Profession of Equine Osteopathy — **von:** Worldwide Alliance of Equine Osteopaths (WAEO)
Webseite: Equine Osteopathy

[s101] - https://actavet.vfu.cz/media/pdf/actavet_2022091040347.pdf
Autor: Giedrė Vokietytė -Vilėniškė, Simona Nagreckienė, Iveta Duliebaitė, Vytuolis Žilaitis — **Titel:** Effectiveness of cranial osteopathy therapy on nociception in equine back as evaluated by pressure algometry
von: Lithuanian University of Health Sciences — **Erscheinungsdatum:** 2022-10-10
Webseite: actavet.vfu.cz — **Publisher:** ACTA VET. BRNO

[s102] - https://carolynmcgregorosteopath.com/carolyn-mcgregor-osteopathy-homoeopathy-healing/equine-and-animal-osteopathy-and-healing/
Autor: Carolyn McGregor — **Titel:** Equine and Animal Osteopathy with Healing
Webseite: carolynmcgregorosteopath.com

[s103] - https://international-animalhealth.com/wp-content/uploads/2017/12/Homeopathy-in-animals.pdf
Autor: Peter Lees, Danny Chambers, Ludovic Pelligand, Pierre-Louis Toutain, Martin Whitehead — **Titel:** Homeopathy in Animals: Yesterday and Today … But Tomorrow?
von: International Animal Health Journal — **Webseite:** International Animal Health

[s104] - https://pubmed.ncbi.nlm.nih.gov/11212087/
Autor: M Elliott — **Titel:** Cushing's disease: a new approach to therapy in equine and canine patients
von: Kingley Veterinary Centre — **Erscheinungsdatum:** 2001-01
Webseite: PubMed — **Publisher:** Br Homeopath J

[s105] - https://vetdergikafkas.org/uploads/pdf/pdf_KVFD_L_1974.pdf
Autor: Çağla PARKAN YARAMIŞ, Marie-Noëlle ISSAUTIER, Sinem ULGEN SAKA, Berjan DEMIRTAŞ, Dilek OLGUN ERDIKMEN, Mehmet Erman OR — **Titel:** Homeopathic Treatments in 17 Horses with Stereotypic Behaviours
von: Istanbul University — **Erscheinungsdatum:** 27.04.2016
Webseite: Kafkas University Veterinary Faculty Journal

[s106] - https://cam4animals.co.uk/veterinary-homeopathic-research/
Autor: Dr. Petra Weiermayer — **Titel:** Veterinary homeopathic research
von: CAM4Animals — **Erscheinungsdatum:** 2019-04-18
Webseite: CAM4Animals

[s107] - https://iavh.org/en/for-veterinarians/research/
Autor: Dr. Petra Weiermayer — **Titel:** Research in Veterinary Homeopathy
von: IAVH (International Association for Veterinary Homeopathy) — **Webseite:** IAVH

[s108] - https://www.nycavma.org/modalities.html
Titel: Modalities — **von:** New York Complementary & Alternative Veterinary Medical Association
Webseite: NYCAVMA

[s109] - https://lakewoodanimalhospital.ca/wp-content/uploads/sites/106/2014/12/Bach-Flower-Remedies.pdf
Titel: Bach Flower Remedies: Applications in Animals — **von:** Lakewood Animal Hospital
Webseite: lakewoodanimalhospital.ca

[s110] - http://www.hampshireholisticvet.co.uk/
Autor: Dr. Dean Hawkins — **Titel:** Holistic Veterinary Medicine
von: Hampshire Veterinary Hospital — **Webseite:** Hampshire Holistic Vet

[s111] - https://equinenaturalhealth.co.uk/rescue-remedy-for-horses/
Titel: Rescue Remedy For Horses — **von:** Equine Natural Health
Erscheinungsdatum: September 21, 2018 — **Webseite:** The Guide to Equine Natural Health

[s112] - https://www.bachfloweradvice.co.uk/bach-flowers-and-animals/bach-flower-for-horses
Autor: Tom Vermeersch — **Titel:** Bach Flower for Horses
von: Bach Flower Advice — **Webseite:** Bach Flower Advice

[s113] - https://www.creaturecomforters.org/flower-power.html
Autor: Jane Stevenson — **Titel:** Flower Power! The natural way to ease stress
von: Creature Comforters — **Erscheinungsdatum:** June 2006
Webseite: Creature Comforters

[s114] - https://www.blackdiamondvet.com/blog/evacuating-wildfires-with-horses
Autor: Caelli Edmonds — **Titel:** Evacuating Wildfires with Horses
von: Black Diamond Veterinary — **Erscheinungsdatum:** July 9, 2024
Webseite: blackdiamondvet.com

[s115] - https://www.aspcapro.org/resource/how-make-pet-first-aid-kit
Titel: How to Make a Pet First Aid Kit | von: | American Society for the Prevention of Cruelty to Animals (ASPCA)
Webseite: ASPCApro

[s116] - https://ddvh.com.au/management-of-equine-wounds-part-2-more-serious-wound-repair/
Autor: Darling Downs Vets | Titel: | Management of equine wounds Part 2 – more serious wound repair
Erscheinungsdatum:2017-11-23 | Webseite: | Darling Downs Vets

[s117] - https://equineinstitute.org/new-blog/horse-first-aid-essentials
Autor: April Johnston | Titel: | Horse First Aid Essentials: Be Prepared for Equine Emergencies on and off the Trail
von: The Equine Institute | Erscheinungsdatum:December 08, 2023
Webseite: equineinstitute.org

[s118] - https://equestrian.ca/wp-content/uploads/cdn/storage/resources_v2/Equine%20Care%20Program%20-%20Facility%20Manual%20EN%202022-08-11.pdf
Autor: Equestrian Canada | Titel: | Equine Care Program - Facility Manual
Erscheinungsdatum:2022-08-11 | Webseite: | equestrian.ca

[s119] - https://vetmedbiosci.colostate.edu/vth/services/equine-field-service/equine-recommended-deworming-schedule/
Titel: Equine Recommended Deworming Schedule | von: | Colorado State University
Webseite: Colorado State University Veterinary Teaching Hospital

[s120] - https://ceh.vetmed.ucdavis.edu/sites/g/files/dgvnsk4536/files/local_resources/pdfs/pubs-July2013HR-sec.pdf
Autor: Dr. Claudia Sonder | Titel: | Transporting Horses by Road and Air: Recommendations for Reducing the Stress
von: Center for Equine Health | Erscheinungsdatum:July 2013
Webseite: University of California, Davis

[s121] - https://www.fda.gov/animal-veterinary/animal-drug-compounding/qa-gfi-256-compounding-animal-drugs-bulk-drug-substances
Autor: U.S. Food and Drug Administration | Titel: | Q&A: GFI #256 - Compounding Animal Drugs from Bulk Drug Substances
Erscheinungsdatum:August 27, 2024 | Webseite: | FDA

[s122] - https://aurorapharmaceutical.com/wp-content/uploads/2021/08/Essentials-V4-Iss-2-September-2021.pdf
Autor: Valerie Coerver, DVM | Titel: | Essentials Volume 4 Issue 2
von: Aurora Pharmaceutical, Inc. | Erscheinungsdatum:September 2021
Webseite: Aurora Pharmaceutical

[s123] - https://www.cfsph.iastate.edu/Disinfection/Assets/Disinfection101.pdf
Titel: Disinfection 101 | von: | CFSPH
Erscheinungsdatum:2023 | Webseite: | CFSPH

[s124] - https://pubmed.ncbi.nlm.nih.gov/7579639/
Autor: R M Dwyer | Titel: | Disinfecting equine facilities
Erscheinungsdatum:1995-06 | Webseite: | PubMed
Publisher: Rev Sci Tech

[s125] - https://equine.ca.uky.edu/news-story/lots-elbow-grease-disinfection-project-0
Titel: Lots of Elbow Grease for Disinfection Project | von: | University of Kentucky
Erscheinungsdatum:October, 2013 | Webseite: | Ag Equine Programs

[s126] - https://www.cdfa.ca.gov/ahfss/animal_health/pdfs/I.pdf
Titel: Biosecurity- Keeping your Horse Healthy at Equine Events | von: | California Department of Food and Agriculture
Webseite: California Department of Food and Agriculture

[s127] - https://www.equineguelph.ca/pdf/facts/bio_security_info_FINAL.pdf
Autor: Alicia Skelding | Titel: | Biosecurity for Horse Owners
von: Equine Guelph | Webseite: | Equine Guelph
Publisher: University of Guelph

[s128] - https://www.vet.upenn.edu/about/news-room/bellwether/new-bolton-post/new-bolton-post-summer-2014/penn-vet-experts-advise-community-on-equine-herpes-virus
Autor: Louisa Shepard | Titel: | Penn Vet Experts Advise Community on Equine Herpesvirus
von: University of Pennsylvania School of Veterinary Medicine | Erscheinungsdatum:Jul 21, 2014
Webseite: University of Pennsylvania School of Veterinary Medicine

[s129] - https://www.ed.ac.uk/sites/default/files/imports/fileManager/dvepfactsheet-woundcare.pdf
Titel: Dick Vet Equine Practice Fact Sheet: Wound Care | von: | Dick Vet Equine Practice
Webseite: www.dickvetequine.com

[s130] - https://www.vetvoice.com.au/ec/horses/wound-care/
Titel: Equine Wound Care | von: | Australian Veterinary Association
Webseite: Vet Voice

[s131] - https://blackdownequineclinic.com/wp-content/uploads/2017/12/Wounds_Fact_Sheet.pdf
Titel: Wound Care Fact Sheet | von: | Blackdown Equine Clinic
Webseite: Blackdown Equine Clinic

[s132] - https://ddvh.com.au/management-of-equine-wounds-part-1-what-horse-owners-need-to-know/
Autor: Darling Downs Vets | Titel: | Management of equine wounds Part 1 – what horse owners need to know
Erscheinungsdatum:2017-10-26 | Webseite: | Darling Downs Vets
Publisher: Horse Deals Magazine

[s133] - https://vetmed.tamu.edu/news/pet-talk/topical-wound-care-for-horses/
Autor: Dr. Glennon Mays | Titel: | Topical Wound Care for Horses
von: Texas A&M University | Erscheinungsdatum:June 2, 2011
Webseite: Texas A&M College of Veterinary Medicine & Biomedical Sciences

[s134] - https://alpineequine.net/blog/244653-novembers-focus-is-wound-healing-wound-management-in-the-horse-part-1
Titel: November's focus is wound healing-Wound Management in the horse-part 1 | von: | Alpine Equine Hospital
Erscheinungsdatum:Nov. 27, 2020 | Webseite: | Alpine Equine

[s135] - https://www.liverpool.ac.uk/equine/common-conditions/colic/what-is-colic/
Titel: What is colic? | von: | University of Liverpool
Webseite: University of Liverpool

[s136] - https://www.ed.ac.uk/files/imports/fileManager/dvepfactsheet-colic.pdf
Titel: Colic Fact Sheet | von: | The Dick Vet Equine Practice
Webseite: www.dickvetequine.com

[s137] - https://vmc.usask.ca/care/equine-health/resources/colic.php
Titel: Equine Colic | von: | Western College of Veterinary Medicine
Webseite: University of Saskatchewan

[s138] - https://www.ivsajournals.com/article_157954_29f9421580f17dfd41c583917646fa4a.pdf
Autor: Seyed Mehdi Ghamsari, Fereidoon Saberi Afshar, Alireza Bashiri, Peyman Azizi, Omid Azari
Titel: Acute Equine Colic due to the Diaphragmatic Hernia: Two Cases
von: Iranian Veterinary Surgery Association
Erscheinungsdatum: 24 September 2022
Webseite: Iranian Journal of Veterinary Surgery

[s139] - https://pubmed.ncbi.nlm.nih.gov/23428423/
Autor: V E N Copas, A E Durham, C H Stratford, B C McGorum, B Waggett, R S Pirie
Titel: In equine grass sickness, serum amyloid A and fibrinogen are elevated, and can aid differential diagnosis from non-inflammatory causes of colic
von: Liphook Equine Hospital
Erscheinungsdatum: 2013-04-13
Webseite: PubMed
Publisher: Veterinary Record

[s140] - https://www.nj.gov/agriculture/animalemergency/prepare/disasteraction.shtml
Titel: Disaster Action Guidelines for Horse and Livestock Owners
von: New Jersey Department of Agriculture
Webseite: NJ.gov

[s141] - https://equineinstitute.org/new-blog/horse-injury-emergency-response
Autor: April Johnston
Titel: Essential Horse Injury Emergency Response: Recognizing Signs, When to Call Vet, and Taking Action
von: The Equine Institute
Erscheinungsdatum: December 01, 2023
Webseite: Equine Institute

[s142] - https://www.ksvhc.org/services/equine/timely-topics/trailtalk-june2023.html
Autor: Dr. Bethany Roof
Titel: Equine Emergency Preparedness: Developing an Effective Equine Emergency Plan
von: Kansas State University
Erscheinungsdatum: June 2023
Webseite: Kansas State University Veterinary Health Center

[s143] - https://equineinstitute.org/new-blog/heat-stroke-in-horses
Autor: April Johnston
Titel: Quick Response to Heat Stroke in Horses: Effective First Aid Measures
von: The Equine Institute
Erscheinungsdatum: December 01, 2023
Webseite: Equine Institute

[s144] - https://oldwaterlooequine.com/news-info/first-aid-kits/
Titel: First Aid Kits
von: Old Waterloo Equine Clinic
Webseite: oldwaterlooequine.com

[s145] - https://extension.colostate.edu/topic-areas/agriculture/wildfire-preparedness-for-horse-owners-1-817/
Autor: N. Striegel
Titel: Wildfire Preparedness for Horse Owners – 1.817
von: Colorado State University Extension
Erscheinungsdatum: 3/14
Webseite: Colorado State University Extension

[s146] - http://www.valleyequineveterinary.com/equine-services
von: Valley Equine Veterinary Service Inc
Webseite: valleyequineveterinary.com

[s147] - https://www.eliteequinemobiledentistry.com/services
Titel: Services
von: Elite Equine Mobile Dentistry, PLLC
Webseite: Elite Equine Mobile Dentistry

[s148] - https://alpinehospital.com/healthy-teeth-happy-horse-2/
Autor: Louise Marron, DVM
Titel: Healthy Teeth Happy Horse
von: Alpine Animal Hospital
Erscheinungsdatum: Feb 2, 2017
Webseite: Alpine Animal Hospital

[s149] - https://alpineequine.net/dentistry-and-dental-surgery
Autor: Dr. Maker
Titel: Dentistry and Dental Surgery
von: Alpine Equine Hospital
Webseite: Alpine Equine

[s150] - https://www.evergreenequinevet.com/services/dentistry
Titel: Dentistry
von: Evergreen Equine Veterinary Practice
Erscheinungsdatum: 2024
Webseite: Evergreen Equine Veterinary Practice

[s151] - https://www.ksvhc.org/services/equine/timely-topics/trailtalk-April19-vaccinations.html
Titel: Vaccination Reminders
von: Kansas State University
Erscheinungsdatum: April 2019
Webseite: Kansas State University Veterinary Health Center

[s152] - https://leginfo.legislature.ca.gov/faces/codes_displaySection.xhtml?lawCode=BPC§ionNum=4827.
Titel: Business and Professions Code - BPC Section 4827
von: California Legislature
Erscheinungsdatum: 2021-01-01
Webseite: leginfo.legislature.ca.gov

[s153] - https://www.depts.ttu.edu/vetschool/research/research-areas/disease-ecology-management-prevention-focus/index.php
Titel: Faculty Disease Ecology, Management, and Prevention Research Focuses
von: Texas Tech University
Webseite: Texas Tech University School of Veterinary Medicine

[s154] - https://vetmed.tamu.edu/dvm/resources/curriculum/
Titel: DVM Professional Program Curriculum
von: Texas A&M University
Webseite: Texas A&M College of Veterinary Medicine & Biomedical Sciences

[s155] - https://www.aspcapro.org/topics-shelter-medicine/intake-preventive-care
Titel: Intake & Preventive Care
von: American Society for the Prevention of Cruelty to Animals
Webseite: aspcapro.org

[s156] - https://vetmed.tennessee.edu/wp-content/uploads/sites/4/UTCVM_HorseParasiteControl.pdf
Autor: Dr. Amy Lee Macintire & Dr. José R. Castro
Titel: Horse Parasite Control: Strategic Deworming
von: University of Tennessee College of Veterinary Medicine
Erscheinungsdatum: 2018-12-21
Webseite: vetmed.tennessee.edu
Publisher: University of Tennessee College of Veterinary Medicine

[s157] - https://vet.tufts.edu/tufts-veterinary-field-service/specialties-services/equine/routine-wellness-care
Titel: Routine & Wellness Care
von: Tufts Veterinary Field Service
Webseite: Tufts University

[s158] - https://vetmedbiosci.colostate.edu/vth/wp-content/uploads/sites/7/2021/01/recommended-equine-deworming-schedule.pdf
Titel: Recommended Equine Deworming Schedule
von: Colorado State University
Webseite: Colorado State University Veterinary Medicine and Biomedical Sciences

[s159] - https://vetmed.tamu.edu/news/pet-talk/texas-am-parasitologist-offers-suggestions-for-horse-deworming-treatments-in-texas/
Autor: Dr. Thomas Craig
Titel: Texas A&M Parasitologist Offers Suggestions for Horse Deworming Treatments in Texas
von: Texas A&M University
Erscheinungsdatum: July 20, 2012
Webseite: Texas A&M Veterinary Medicine & Biomedical Sciences

[s160] - https://edis.ifas.ufl.edu/publication/VM251
Autor: Jennifer Bearden, Brittany Justesen, and Sally DeNotta
Titel: Developing a Deworming Program for Florida Horses
von: University of Florida
Erscheinungsdatum: 2023-02-16
Webseite: UF/IFAS Extension
Publisher: UF/IFAS Veterinary Medicine—Large Animal Clinical Sciences Department

[s161] - https://www.nwequinevet.com/services/vaccines-and-deworming
Titel: Vaccinations and Deworming
von: Northwest Equine Veterinary Associates
Webseite: Northwest Equine Veterinary Associates

[s162] - https://aaep.org/wp-content/uploads/2024/05/Internal-Parasite-Guidelines_Updated.pdf
Autor: AAEP
Titel: AAEP Internal Parasite Control Guidelines
Erscheinungsdatum: 2024
Webseite: aaep.org

[s163] - https://equineinstitute.org/new-blog/treating-hoof-ailments
Autor: April Johnston
Titel: Expert Tips for Treating Hoof Ailments & Boosting Horse Health
von: The Equine Institute
Erscheinungsdatum: December 01, 2023
Webseite: Equine Institute

[s164] - https://cavallofarms.com/equine-elegance-a-guide-to-happy-healthy-horse-care/
Titel: Equine Elegance: A Guide to Happy & Healthy Horse Care
von: Cavallo Farms
Erscheinungsdatum: February 4, 2024
Webseite: Cavallo Farms

[s165] - https://lifedatalabs.com/blog/tag/balanced-hooves/
Titel: The Importance of Maintaining a Regular Farrier Schedule
von: Life Data Labs, Inc.
Erscheinungsdatum: March 30, 2018
Webseite: Life Data® Blog

[s166] - https://reiterwelt.eu/blogs/our-latest-posts/why-do-horses-need-horseshoes
Titel: Why do horses need horseshoes?
von: ReiterWelt
Erscheinungsdatum: May 10, 2024
Webseite: ReiterWelt

[s167] - http://laneendfarm.com/farriery/
Titel: Professional Farrier Services at Lane End Farm in Somerset
von: Lane End Farm
Webseite: Lane End Farm

[s168] - https://www.extension.purdue.edu/extmedia/id/id-321-w.pdf
Autor: Kate Hepworth, Dr. Michael Neary, Dr. Simon Kenyon
Titel: Hoof Anatomy, Care and Management in Livestock
von: Purdue University Cooperative Extension Service
Erscheinungsdatum: 10/04
Webseite: Purdue University Extension
Publisher: Purdue University Cooperative Extension Service

[s169] - https://www.lamenessprevention.org/site_page.cfm?pk_association_webpage_menu=6600
Titel: E.L.P.O. Education Courses
von: Equine Lameness Prevention Organization
Webseite: Equine Lameness Prevention Organization

[s170] - https://www.nerdfitness.com/blog/how-to-build-your-own-workout-routine/
Autor: Steve Kamb
Titel: How To Build Your Own Workout Routine: Plans, Schedules, and Exercises
von: Nerd Fitness
Erscheinungsdatum: June 12, 2024
Webseite: Nerd Fitness

[s171] - https://research.med.psu.edu/oncology-nutrition-exercise/patient-guides/strength-training/
Titel: Introduction to Strength Training
von: Penn State College of Medicine
Webseite: Penn State College of Medicine

[s172] - https://www.betterhealth.vic.gov.au/health/healthyliving/resistance-training-health-benefits
Titel: Resistance training – health benefits
von: Better Health Channel
Erscheinungsdatum: 2007-07-31
Webseite: Better Health Channel

[s173] - https://pubmed.ncbi.nlm.nih.gov/20847704/
Autor: Brad J Schoenfeld
Titel: The mechanisms of muscle hypertrophy and their application to resistance training
von: Global Fitness Services
Erscheinungsdatum: 2010-10
Webseite: PubMed
Publisher: J Strength Cond Res

[s174] - https://pubmed.ncbi.nlm.nih.gov/15064596/
Autor: William J Kraemer, Nicholas A Ratamess
Titel: Fundamentals of resistance training: progression and exercise prescription
Erscheinungsdatum: 2004-04
Webseite: PubMed
Publisher: Med Sci Sports Exerc

[s175] - https://horsesport.com/magazine/health/developing-equine-athleticism-strength-fitness-plan/
Autor: Jec Aristotle Ballou
Titel: Developing Equine Athleticism: A Strength & Fitness Plan
von: Horse Sport
Erscheinungsdatum: June 10, 2024
Webseite: Horse Sport

[s176] - https://www.horsejournals.com/riding-training/english/dressage/best-cavalletti-exercises-walk-trot-and-canter
Autor: Jec Aristotle Ballou
Titel: The Best Cavalletti Exercises for Walk, Trot, and Canter
von: Canadian Horse Journal
Erscheinungsdatum: October 19, 2024
Webseite: Horse Journals

[s177] - https://www.horse-gym-2000.net/treadmill-study.html
Titel: Treadmill Study
von: Horse Gym 2000 GmbH
Webseite: Horse Gym 2000

[s178] - https://christinakeim.com/2015/12/
Autor: Christina Keim
Titel: Motivating the Lazy Equine Athlete
Erscheinungsdatum: 2015-12-30
Webseite: christinakeim.com

[s179] - https://www.distanceriding.org/condition-horse-like-pro/
Autor: Nancy S. Loving, DVM
Titel: Condition Your Horse Like a Pro
von: SEDRA (South Eastern Distance Riders Association)
Erscheinungsdatum: Apr 17, 2018
Webseite: distanceriding.org

[s180] - https://equestology.com.au/trainingscience/strengthtraining
Autor: Equestology Sport Horse Science
Titel: Strength Training For The Equine Athlete
Erscheinungsdatum: February 4, 2018
Webseite: Equestology

[s181] - https://www.ukvetequine.com/content/clinical/muscle-hypertrophy-and-its-relevance-to-horses/
Titel: Muscle Hypertrophy and Its Relevance to Horses
von: UK Vet Equine
Webseite: UK Vet Equine

[s182] - https://www.ukvetequine.com/content/clinical/muscle-hypertrophy-and-its-relevance-to-horses/
Titel: Muscle Hypertrophy and Its Relevance to Horses
von: UK Vet Equine
Webseite: UK Vet Equine

[s183] - https://jps.biomedcentral.com/articles/10.1007/s12576-017-0575-3
Autor: Hirofumi Miyata, Rika Itoh, Fumio Sato, Naoya Takebe, Tetsuro Hada, Teruaki Tozaki — Titel: Effect of Myostatin SNP on muscle fiber properties in male Thoroughbred horses during training period
Erscheinungsdatum: 20 October 2017
Publisher: BMC — Webseite: The Journal of Physiological Sciences

[s184] - https://rsdjournal.org/index.php/rsd/article/view/13204
Autor: Paula Gomes Rodrigues, Katia de Oliveira, Stéphanie de Souza Vitório Alves, Camila Fernada Fidêncio, Clístenes Gomes de Oliveira, Lahesgyla Nascimento Fontes, José Miradelson Oliveira Carvalho, Camilla Mendonça Silva, Anselmo Domingos Ferreira Santos — Titel: Muscle and biomechanical response time in patrol horses submitted to functional training
von: Universidade Federal de Sergipe, Universidade Estadual Paulista — Webseite: Research, Society and Development

[s185] - https://www.agrobs.de/en/know-how-advice/topics/building-muscle-through-diet-and-training-834/
Titel: Building muscle through diet and training — von: AGROBS GmbH
Webseite: AGROBS

[s186] - https://nouvelleresearch.com/index.php/articles/14930-building-topline-horse-importance-of-nutrition-and-gut-health
Autor: Tom Schell — Titel: Building the Topline in the Horse; The Importance of Nutrition and Gut Health
von: Nouvelleresearch — Webseite: Nouvelleresearch

[s187] - https://www.vitafloor.com/news/tips-for-treating-soft-tissue-injuries-in-horses/
Titel: Tips for Treating Soft Tissue Injuries in Horses — von: Vitafloor
Erscheinungsdatum: 2023-08-11 — Webseite: Vitafloor

[s188] - https://www.mdpi.com/2076-2615/13/4/657
Titel: Longitudinal Training and Workload Assessment in Young Friesian Stallions in Relation to Fitness, Part 2—An Adapted Training Program — von: MDPI
Webseite: MDPI — Publisher: MDPI

[s189] - https://vet.purdue.edu/esmc/files/documents/EHU%20Summer%202023.pdf
Autor: Megan Bolger, DVM Class of 2023; Dr. Camilla Jamieson; Drs. Carla Olave and Emily Hess; Lindsey Takacs, DVM Class of 2023 — Titel: Equine Health Update
von: Purdue University — Erscheinungsdatum: 2023
Webseite: Purdue University College of Veterinary Medicine — Publisher: Donald J. McCrosky Equine Sports Medicine Center

[s190] - https://www.kohnkesown.com/wp-content/uploads/2020/07/C7-Sacroiliac-Pain-Factsheet-2020.pdf
Autor: Dr John Kohnke BVSc RDA — Titel: Sacroiliac Pain
von: Kohnke's Own — Erscheinungsdatum: 2020
Webseite: Kohnke's Own

[s191] - https://www.nature.com/articles/s41467-022-35390-3
Autor: David E. Lee, Lauren K. McKay, Akshay Bareja, Yongwu Li, Alastair Khodabukus, Nenad Bursac, Gregory A. Taylor, Gurpreet S. Baht, James P. White — Titel: Meteorin-like is an injectable peptide that can enhance regeneration in aged muscle through immune-driven fibro/adipogenic progenitor signaling
von: Nature Communications — Erscheinungsdatum: 2022-12-09
Webseite: Nature — Publisher: Nature Publishing Group

[s192] - https://veteriankey.com/biomechanics-of-locomotion-in-the-athletic-horse/
Autor: Eric Barrey — Titel: Biomechanics of locomotion in the athletic horse
von: Veterinary Key — Webseite: Veterinary Key

[s193] - https://pubmed.ncbi.nlm.nih.gov/6519042/
Autor: D H Leach, K Ormrod, H M Clayton — Titel: Standardised terminology for the description and analysis of equine locomotion
Erscheinungsdatum: 1984-11 — Webseite: PubMed
Publisher: Equine Veterinary Journal

[s194] - https://edis.ifas.ufl.edu/publication/AN332
Autor: Laura Patterson Rosa, Carissa Wickens, Samantha A. Brooks — Titel: Genetic Selection for Gaits in the Horse
von: University of Florida — Webseite: UF/IFAS

[s195] - https://research.utwente.nl/files/299379592/Accurate_Horse_Gait.pdf
Autor: Hamed Darbandi, Filipe Serra Bragança, Berend Jan van der Zwaag, Paul Havinga — Titel: Accurate Horse Gait Event Estimation Using an Inertial Sensor Mounted on Different Body Locations
von: University of Twente, Utrecht University — Erscheinungsdatum: 2022
Webseite: University of Twente — Publisher: IEEE

[s196] - https://www.nature.com/articles/nature11399
Autor: Lisa S. Andersson, Martin Larhammar, Fatima Memic, Hanna Wootz, Doreen Schwochow, Carl-Johan Rubin, Kalicharan Patra, Thorvaldur Arnason, Lisbeth Wellbring, Göran Hjälm, Freyja Imsland, Jessica L. Petersen, Molly E. McCue, James R. Mickelson, Gus Cothran, Nadav Ahituv, Lars Roepstorff, Sofia Mikko, Anna Vallstedt, Gabriella Lindgren, Leif Andersson, Klas Kullander — Titel: Mutations in DMRT3 affect locomotion in horses and spinal circuit function in mice
von: Nature — Erscheinungsdatum: 29 August 2012
Webseite: nature.com

[s197] - https://www.nature.com/articles/s41467-024-47443-w
Autor: Milad Shafiee, Guillaume Bellegarda, Auke Ijspeert — Titel: Viability leads to the emergence of gait transitions in learning agile quadrupedal locomotion on challenging terrains
von: Nature Communications — Erscheinungsdatum: 09 April 2024
Webseite: nature.com — Publisher: Nature Publishing Group

[s198] - https://link.springer.com/article/10.1007/s10803-023-06174-5
Autor: Juan Vives-Vilarroig, Paola Ruiz-Bernardo, Andrés García-Gómez — Titel: Effects of Horseback Riding on the Postural Control of Autistic Children: A Multiple Baseline Across-subjects Design
Erscheinungsdatum: 21 January 2024 — Webseite: Springer
Publisher: Journal of Autism and Developmental Disorders

[s199] - https://www.davethindmethod.com/blog/introspection-and-proprioception
Autor: Dave Thind — Titel: Can Past Falls or Other Long-Ago Experiences Silently be Hindering Your Progress?
von: Dave Thind Method — Erscheinungsdatum: 2023-09-29
Webseite: Dave Thind Method

[s200] - https://yourdressage.org/2019/10/09/the-neurologic-dressage-horse/
Autor: Heather Smith Thomas **Titel:** The Neurologic Dressage Horse
von: YourDressage.org **Erscheinungsdatum:**2019-10-09
Webseite: YourDressage.org

[s201] - https://www.nature.com/articles/srep08169
Autor: Yasuhiro Fukuoka, Yasushi Habu, Takahiro Fukui **Titel:** A simple rule for quadrupedal gait generation determined by leg loading feedback: a modeling study
von: Nature Publishing Group **Erscheinungsdatum:**2015-02-02
Webseite: Nature **Publisher:** Scientific Reports

[s202] - https://www.horsejournals.com/riding-training/english/dressage/building-stronger-horses
Autor: Jec A. Ballou **Titel:** Building Stronger Horses
von: Horse Journals **Erscheinungsdatum:**October 4, 2020
Webseite: Horse Journals

[s203] - https://www.equitopiacenter.com/educators/dr-karin-liebbrandt/
Autor: Dr. Karin Leibbrandt **Titel:** Horse Rehabilitation & Training
von: Equitopia Center **Webseite:** Equitopia Center

[s204] - https://www.performancefooting.com/blog/horse-biomechanics/
Titel: Horse Biomechanics: The Key to Optimal Performance **von:** Performance Footing
Erscheinungsdatum: Aug 19, 2020 **Webseite:** Performance Footing

[s205] - https://pubmed.ncbi.nlm.nih.gov/19406498/
Autor: Miroslav Janura, Christian Peham, Tereza Dvorakova, Milan Elfmark **Titel:** An assessment of the pressure distribution exerted by a rider on the back of a horse during hippotherapy
von: Palacky University Olomouc **Erscheinungsdatum:**2009-04-29
Webseite: PubMed **Publisher:** Hum Mov Sci

[s206] - https://jneuroengrehab.biomedcentral.com/articles/10.1186/s12984-021-00929-w
Autor: Priscilla Lightsey, Yonghee Lee, Nancy Krenek, Pilwon Hur **Titel:** Physical therapy treatments incorporating equine movement: a pilot study exploring interactions between children with cerebral palsy and the horse
Erscheinungsdatum:2021-09-06 **Webseite:** Journal of NeuroEngineering and Rehabilitation
Publisher: BMC

[s207] - https://training.arioneo.com/en/the-racehorses-training-monitoring/
Autor: Emmanuelle Van Erck **Titel:** Racehorse's Training Monitoring
von: Arioneo **Webseite:** Arioneo

[s208] - https://www.alancouzens.com/blog/fitness_and_health.html
Autor: Alan Couzens, MS (Sports Science) **Titel:** Fitness, Health and Performance: One but not the same. (Lessons from our horsey friends)
Erscheinungsdatum: March 14th, 2015 **Webseite:** Alan Couzens

[s209] - https://www.e-jvc.org/journal/view.html?doi=10.17555/jvc.2023.40.6.464
Autor: Seung-Ho Ryu, HeeEun Song, Eliot Forbes, Byung-Sun Kim, Joon-Gyu Kim, Ki-Jeong Na **Titel:** A Pilot Study on the Heart Rates of Jeju Horses during Race Trials
von: Korean Society of Veterinary Clinics **Erscheinungsdatum:**December 31, 2023
Webseite: e-jvc.org

[s210] - https://hrvtraining.com/category/programming/
Autor: Andrew Flatt Ph.D. **Titel:** Training Load and Nutrition Impact on HRV: 10 Week Data Analysis
von: HRVtraining **Erscheinungsdatum:**2013-12-06
Webseite: hrvtraining.com

[s211] - https://www.equinetendon.com/vitafloor-and-equine-tendon-announce-strategic-partnership-to-revolutionize-equine-rehabilitation/
Autor: Scott Rawson **Titel:** Vitafloor and Equine Tendon Announce Strategic Partnership to Revolutionize Equine Rehabilitation
von: Vitafloor USA Inc. and Equine Tendon Ltd. **Erscheinungsdatum:**August 13, 2024
Webseite: Equine Tendon

[s212] - https://bmcvetres.biomedcentral.com/articles/10.1186/s12917-017-0969-8
Autor: Cornelis Marinus de Bruijn, Willem Houterman, Margreet Ploeg, Bart Ducro, Berit Boshuizen, Klaartje Goethals, Elisabeth-Lidwien Verdegaal, Catherine Delesalle **Titel:** Monitoring training response in young Friesian dressage horses using two different standardised exercise tests (SETs)
von: BMC Veterinary Research **Erscheinungsdatum:**14 February 2017
Webseite: BMC Veterinary Research **Publisher:** BMC

[s213] - https://www.mdpi.com/2076-2615/13/4/689
Titel: Putative Role of CFSH in the Eyestalk-AG-Testicular Endocrine Axis of the Swimming Crab Portunus trituberculatus **von:** MDPI
Webseite: MDPI **Publisher:** MDPI

[s214] - https://core.ac.uk/download/pdf/82145339.pdf
Autor: Brad H. DeWeese, Guy Hornsby, Meg Stone, Michael H. Stone **Titel:** The training process: Planning for strength–power training in track and field. Part 2: Practical and applied aspects
von: Elsevier B.V. **Erscheinungsdatum:**17 July 2015
Webseite: ScienceDirect **Publisher:** Shanghai University of Sport

[s215] - https://feelthebyrn.blog/tag/aging-athlete/
Autor: Gordo Byrn **Titel:** Sunday Summary 20 November 2022
Erscheinungsdatum: November 20, 2022 **Webseite:** Feel The Byrn

[s216] - https://en.magazine.clipmyhorse.tv/artikel/der-ultimative-leitfaden-zum-distanzreiten-alles-was-du-wissen-musst
Autor: Sina Schulze **Titel:** Der ultimative Leitfaden zum Distanzreiten: Alles, was du wissen musst
von: ClipMyHorse.TV **Webseite:** ClipMyHorse.TV

[s217] - https://www.sportsperformancebulletin.com/training/endurance-training/peaking-the-art-of-planning-and-tapering
Autor: Andrew Hamilton **Titel:** Peaking: the art of planning and tapering
Webseite: Sports Performance Bulletin

[s218] - https://www.equineultrasound.com/educational-resources/prevention-of-tendon-and-ligament-injuries
Autor: Dr. Carol Gillis DVM, PhD, DACVSMR **Titel:** Prevention of Tendon and Ligament Injuries
von: K9 Ultrasound **Erscheinungsdatum:**Jan 19
Webseite: equineultrasound.com

[s219] - https://www.horsejournals.com/how/how-reduce-risk-training-related-injuries
Autor: Jodie Santarossa, DVM, CVA, CERT **Titel:** How to Reduce the Risk of Training Related Injuries
von: Horse Journals **Erscheinungsdatum:**October 11, 2024
Webseite: Horse Journals

[s220] - https://horsenetwork.com/2016/12/keeping-your-performance-horse-sound/
Autor: Dr. David Ramey — **Titel:** Keeping Your Performance Horse Sound
von: Horse Network — **Erscheinungsdatum:** December 10, 2016
Webseite: Horse Network

[s221] - https://vorl.vetmed.ucdavis.edu/sites/g/files/dgvnsk4731/files/inline-files/Racing_Injury_Prevention_Program_Report.pdf
Autor: Susan M. Stover, DVM, PhD, Dipl ACVS — **Titel:** Racing Injury Prevention Program Report
von: University of California Davis — **Erscheinungsdatum:** July 2011 - June 2013
Webseite: University of California Davis — **Publisher:** California Horse Racing Board

[s222] - https://vet.arioneo.com/en/blog/muscular-contractures-in-sport-horses-management-and-prevention-thanks-to-technology/
Titel: Muscular contractures in athletic horses: management and prevention through technology — **von:** ARIONEO
Erscheinungsdatum: May 31, 2023 — **Webseite:** vet.arioneo.com

Bild-Quellen

Informationen zu allen folgenden Bildern

Keines der Bilder wurden verändert, nur die Auflösung wurde angepasst.

Alle Bilder haben weiterhin die ursprängliche Lizenz.

Trotz sorgfältiger Prüfung kann die Richtigkeit und die Zuordnung der Bilder nicht garantiert werden.

Alle Bilder wurden final abgerufen und geprüft am 2024-11-29.

Verwendete Lizenzen

CC BY-SA 4.0	https://creativecommons.org/licenses/by-sa/4.0
No restrictions	https://www.flickr.com/commons/usage/
CC BY-SA 2.0	https://creativecommons.org/licenses/by-sa/2.0
CC BY 4.0	https://creativecommons.org/licenses/by/4.0
CC0	http://creativecommons.org/publicdomain/zero/1.0/deed.en
CC BY-SA 3.0	http://creativecommons.org/licenses/by-sa/3.0/
FAL	http://artlibre.org/licence/lal/en
GFDL 1.2	http://www.gnu.org/licenses/old-licenses/fdl-1.2.html
CC BY-SA 1.0	https://creativecommons.org/licenses/by-sa/1.0
CC BY-SA 3.0 de	https://creativecommons.org/licenses/by-sa/3.0/de/deed.en

Bildnachweise

[i1] - https://upload.wikimedia.org/wikipedia/commons/4/4a/Cartilage_hyaline1.jpg
Date: 2008-06-03 **von:** Echinaceapallida
License: CC BY-SA 4.0 (https://creativecommons.org/licenses/by-sa/4.0)

[i2] - https://upload.wikimedia.org/wikipedia/commons/7/7a/Veterinary_notes_for_horse_owners_-_a_manual_of_horse_medicine_and_surgery_%281903%29_%2814781823702%29.jpg
Date: 1903 **von:** Fæ
Künstler: Internet Archive Book Images **License:** No restrictions (https://www.flickr.com/commons/usage/)

[i3] - https://upload.wikimedia.org/wikipedia/commons/1/1a/Renegade_Hoof_Boots_Classic.png
Date: 2022-06-09 **von:** Lwolfe63
License: CC BY-SA 4.0 (https://creativecommons.org/licenses/by-sa/4.0)

[i4] - https://upload.wikimedia.org/wikipedia/commons/e/ea/Sabot_en_babouche_01.jpg
Date: 2022-04-26 **von:** .Anja.
Künstler: Anne Jea. **License:** CC BY-SA 4.0 (https://creativecommons.org/licenses/by-sa/4.0)

[i5] - https://upload.wikimedia.org/wikipedia/commons/f/f6/The_Horse_-_its_treatment_in_health_and_disease%2C_with_a_complete_guide_to_breeding%2C_training_and_management_%281905%29_%2814763801912%29.jpg
Date: 1905 **von:** Fæ
Künstler: Internet Archive Book Images **License:** No restrictions (https://www.flickr.com/commons/usage/)

[i6] - https://upload.wikimedia.org/wikipedia/commons/9/91/Annual_report_of_the_American_Museum_of_Natural_History_for_the_year_%281907%29_%2818433410951%29_%28cropped%29.jpg
Date: 1907 **von:** Kersti Nebelsiek
Künstler: Internet Archive Book Images **License:** No restrictions (https://www.flickr.com/commons/usage/)

[i7] - https://upload.wikimedia.org/wikipedia/commons/c/c0/Horse_nose_01.jpg
Date: 2023-07-21 **von:** .Anja.
Künstler: Anja **License:** CC BY-SA 4.0 (https://creativecommons.org/licenses/by-sa/4.0)

[i8] - https://upload.wikimedia.org/wikipedia/commons/d/d5/Normal_lung_Alveoli_%283678762542%29.jpg
Date: 2008-07-10 **von:** Netha Hussain
Künstler: Yale Rosen **License:** CC BY-SA 2.0 (https://creativecommons.org/licenses/by-sa/2.0)

[i9] - https://upload.wikimedia.org/wikipedia/commons/d/d2/Histological_Structure_of_Large_Intestine.jpg
Date: 2022-03-15   von: S.M.M.Musabbir Uddin
License: CC BY-SA 4.0 (https://creativecommons.org/licenses/by-sa/4.0)

[i10] - https://upload.wikimedia.org/wikipedia/commons/b/bc/E_coli_at_10000x%2C_original.jpg
Date: 2005-03   von: Brian0918
Künstler: Photo byfkfkrErbe, digital colorization by   License: Public domain
Christopher Pooley, both of USDA, ARS, EMU.

[i11] - https://upload.wikimedia.org/wikipedia/commons/7/78/Purine_Nucleoside_Phosphorylase.jpg
Date: 2004-12-17   von: Chris 73
License: Public domain

[i12] - https://upload.wikimedia.org/wikipedia/commons/c/c1/Horse_retinal_neuron.jpg
Date: 2021-03-26   von: Katshutko
License: CC BY 4.0 (https://creativecommons.org/licenses/by/4.0)

[i13] - https://upload.wikimedia.org/wikipedia/commons/7/77/Bovine_Pulmonary_Artery_Endothelial_Cells_Fluorescent_Image.jpg
Date: 2019-12-06   von: Erin Rod
License: CC BY 4.0 (https://creativecommons.org/licenses/by/4.0)

[i14] - https://upload.wikimedia.org/wikipedia/commons/8/89/Astrocyte.jpg
Date: 13 November 2005   von: File Upload Bot (Magnus Manske)
Künstler: Lka   License: Attribution

[i15] - https://upload.wikimedia.org/wikipedia/commons/d/db/Naturalis_Biodiversity_Center_-_Gypsum_-_mineral.jpg
Date: 2014-08-06   von: Hansmuller
Künstler: Naturalis Biodiversity Center   License: CC0
(http://creativecommons.org/publicdomain/zero/1.0/deed.en)

[i16] - https://upload.wikimedia.org/wikipedia/commons/4/40/Natural_Copper_Ore_Macro_1.JPG
Date: 2007-07-24   von: Digon3
License: CC BY-SA 3.0 (http://creativecommons.org/licenses/by-sa/3.0/)

[i17] - https://upload.wikimedia.org/wikipedia/commons/6/6a/Manganese_Ore.jpg
Date: 2015-03-20   von: Thamizhpparithi Maari
License: CC BY-SA 4.0 (https://creativecommons.org/licenses/by-sa/4.0)

[i18] - https://upload.wikimedia.org/wikipedia/commons/f/f9/Zinc_fragment_sublimed_and_1cm3_cube.jpg
Date: 2010-10-02   von: Alchemist-hp
License: FAL (http://artlibre.org/licence/lal/en)

[i19] - https://upload.wikimedia.org/wikipedia/commons/3/3d/Cholecalciferol-3d.png
Date: 5/6/07   von: Trlkly
Künstler: Sbrools   License: CC BY-SA 3.0 (http://creativecommons.org/licenses/by-sa/3.0/)

[i20] - https://upload.wikimedia.org/wikipedia/commons/d/d2/Cobalt_Sample.jpg
Date: 2014-11-30   von: Tjdenholm
Künstler: Tim Denholm   License: CC BY 4.0 (https://creativecommons.org/licenses/by/4.0)

[i21] - https://upload.wikimedia.org/wikipedia/commons/f/f0/Vitamin-E-from-xtal-3D-bs-17.png
Date: 2023-10-22   von: Benjah-bmm27
Künstler: Ben Mills   License: Public domain

[i22] - https://upload.wikimedia.org/wikipedia/commons/d/d9/Horse_drawn_hearse_horse_City_of_London_Cemetery_2_lighter.jpg
Date: 2020-04-23   von: Acabashi
License: CC BY-SA 4.0 (https://creativecommons.org/licenses/by-sa/4.0)

[i23] - https://upload.wikimedia.org/wikipedia/commons/e/ea/Thyme-Bundle.jpg
Date: 2011-09-28   von: Evan-Amos
License: CC0 (http://creativecommons.org/publicdomain/zero/1.0/deed.en)

[i24] - https://upload.wikimedia.org/wikipedia/commons/f/f3/Eucalyptus_trees_in_Agioi_Apostoli._Crete%2C_Greece.jpg
Date: 2019-09-13   von: Ввласенко
License: CC BY-SA 3.0 (https://creativecommons.org/licenses/by-sa/3.0)

[i25] - https://upload.wikimedia.org/wikipedia/commons/5/5b/Curcuma_longa_roots.jpg
Date: 2014-03-22   von: Laitche
Künstler: Simon A. Eugster   License: CC BY-SA 3.0 (https://creativecommons.org/licenses/by-sa/3.0)

[i26] - https://upload.wikimedia.org/wikipedia/commons/c/c0/Foeniculum_July_2011-1a.jpg
Date: 2011-07-07   von: Alvesgaspar
License: CC BY-SA 3.0 (https://creativecommons.org/licenses/by-sa/3.0)

[i27] - https://upload.wikimedia.org/wikipedia/commons/8/8c/Mentha_arvensis_-_p%C3%B5ldm%C3%BCnt_Keila.jpg
Date: 2013-07-11   von: Iifar
Künstler: Ivar Leidus   License: CC BY-SA 3.0 (https://creativecommons.org/licenses/by-sa/3.0)

[i28] - https://upload.wikimedia.org/wikipedia/commons/1/10/Salvia_pratensis_006.jpg
Date: 2012-06-16   von: Llez
Künstler: H. Zell   License: CC BY-SA 3.0 (https://creativecommons.org/licenses/by-sa/3.0)

[i29] - https://upload.wikimedia.org/wikipedia/commons/2/2f/Dried_Star_Anise_Fruit_Seeds.jpg
Date: 2017-11-12   von: Sanjay ach
Künstler: Sanjay Acharya   License: CC BY-SA 4.0 (https://creativecommons.org/licenses/by-sa/4.0)

[i30] - https://upload.wikimedia.org/wikipedia/commons/b/b5/Gesloten_bloem_van_de_paardenbloem_%28Taraxacum_officinale%29_09-05-2021._%28d.j.b%29_02.jpg
Date: 2021-05-09   von: Famberhorst
Künstler: Dominicus Johannes Bergsma   License: CC BY-SA 4.0 (https://creativecommons.org/licenses/by-sa/4.0)

[i31] - https://upload.wikimedia.org/wikipedia/commons/a/a7/Chamomile%40original_size.jpg
Date: 2005-05-28   von: Fir0002
License: GFDL 1.2 (http://www.gnu.org/licenses/old-licenses/fdl-1.2.html)

[i32] - https://upload.wikimedia.org/wikipedia/commons/7/78/Medicago_sativa_-_harilik_lutsern_Keilas.jpg
Date: 2013-07-25   von: Iifar
Künstler: Ivar Leidus   License: CC BY-SA 3.0 (https://creativecommons.org/licenses/by-sa/3.0)

[i33] - https://upload.wikimedia.org/wikipedia/commons/6/69/Echinacea_purpurea_in_Aboul.jpg
Date: 2017-07-17   von: Tournasol7
Künstler: Krzysztof Golik   License: CC BY-SA 4.0 (https://creativecommons.org/licenses/by-sa/4.0)

[i34] - https://upload.wikimedia.org/wikipedia/commons/b/be/00_0838_Frucht_der_Pflanze_%E2%80%9EEchtes_S%C3%BCssholz%E2%80%9C_%28Glycyrrhiza_glabra%29.jpg
Date: 2019-09-21   **von:** W. Bulach
License: CC BY-SA 4.0 (https://creativecommons.org/licenses/by-sa/4.0)

[i35] - https://upload.wikimedia.org/wikipedia/commons/1/14/Origanum_vulgare_-_harilik_pune.jpg
Date: 30 June 2013, 21:36:21   **von:** Iifar
Künstler: Ivar Leidus   **License:** CC BY-SA 3.0 (https://creativecommons.org/licenses/by-sa/3.0)

[i36] - https://upload.wikimedia.org/wikipedia/commons/7/7e/Dry_Ginger_1.jpg
Date: 2018-09-06   **von:** Peiyushk
Künstler: Piyush Kothari   **License:** CC BY-SA 4.0 (https://creativecommons.org/licenses/by-sa/4.0)

[i37] - https://upload.wikimedia.org/wikipedia/commons/b/b7/Knoblauch_%28Allium_sativum%29-20200621-RM-085344.jpg
Date: 2020-06-21   **von:** Ermell
License: CC BY-SA 4.0 (https://creativecommons.org/licenses/by-sa/4.0)

[i38] - https://upload.wikimedia.org/wikipedia/commons/d/dd/Moringa_oleifera_kz01.jpg
Date: 2024-02-21   **von:** Kenraiz
License: CC BY-SA 4.0 (https://creativecommons.org/licenses/by-sa/4.0)

[i39] - https://upload.wikimedia.org/wikipedia/commons/4/49/Plagiomnium_affine_laminazellen.jpeg
Date: created   **von:** René Esposito
Künstler: Fabelfroh   **License:** CC BY-SA 3.0 (http://creativecommons.org/licenses/by-sa/3.0/)

[i40] - https://upload.wikimedia.org/wikipedia/commons/6/63/Calendula_officinalis_flowerbud_22122014_%281%29.jpg
Date: 2014-12-22   **von:** Joydeep
License: CC BY-SA 3.0 (https://creativecommons.org/licenses/by-sa/3.0)

[i41] - https://upload.wikimedia.org/wikipedia/commons/9/97/Hypericum_perforatum20110702_023.jpg
Date: 2011-07-02   **von:** Bff
License: CC BY-SA 4.0 (https://creativecommons.org/licenses/by-sa/4.0)

[i42] - https://upload.wikimedia.org/wikipedia/commons/9/94/Myrrh.JPG
Date: 14 February 2005   **von:** Gaius Cornelius
License: Public domain

[i43] - https://upload.wikimedia.org/wikipedia/commons/3/37/Plantago_lanceolata_-_Kulna.jpg
Date: 20 June 2022, 22:02   **von:** Iifar
Künstler: Ivar Leidus   **License:** CC BY-SA 4.0 (https://creativecommons.org/licenses/by-sa/4.0)

[i44] - https://upload.wikimedia.org/wikipedia/commons/4/4c/Dr.Umasankar_Mohanty_Demonstrating_Manual_Therapy_Techniques.jpg
Date: 2009-01-18   **von:** Prof.mohanty
License: CC BY-SA 4.0 (https://creativecommons.org/licenses/by-sa/4.0)

[i45] - https://upload.wikimedia.org/wikipedia/commons/2/24/KT_tape_on_the_back_of_adult_male.jpg
Date: 2021-02-27   **von:** Whoisjohngalt
License: CC BY-SA 4.0 (https://creativecommons.org/licenses/by-sa/4.0)

[i46] - https://upload.wikimedia.org/wikipedia/commons/7/77/Shiatsu_massage_set-up.jpg
Date: 2007-10-08   **von:** Flickr upload bot
Künstler: Lee Haywood   **License:** CC BY-SA 2.0 (https://creativecommons.org/licenses/by-sa/2.0)

[i47] - https://upload.wikimedia.org/wikipedia/commons/3/30/Ost%C3%A9opathie_%C3%A9quine_ESOAA.JPG
Date: 2008-09-08   **von:** Animatum
License: CC BY-SA 3.0 (https://creativecommons.org/licenses/by-sa/3.0)

[i48] - https://upload.wikimedia.org/wikipedia/commons/5/58/Mare_repro_palpate_%285877979030%29.jpg
Date: 2008-04-08   **von:** Montanabw
Künstler: eXtensionHorses   **License:** CC BY-SA 2.0 (https://creativecommons.org/licenses/by-sa/2.0)

[i49] - https://upload.wikimedia.org/wikipedia/commons/c/c3/Homeopathic_Medicine.jpg
Date: 2020-10-05   **von:** Dr. Moumita Sahana
License: CC BY-SA 4.0 (https://creativecommons.org/licenses/by-sa/4.0)

[i50] - https://upload.wikimedia.org/wikipedia/commons/8/8f/Grooming_Horse_by_Robert_Polhill_Bevan_-_Robert_Polhill_Bevan_-_ABDAG002290.jpg
Date: 1909   **von:** Watty62
Künstler: class="fn value"> Robert Polhill Bevan   **License:** Public domain

[i51] - https://upload.wikimedia.org/wikipedia/commons/5/52/BMW_Polo_Masters_Meg%C3%A8ve_2014_-_bandages.jpg
Date: 2014-01-26   **von:** Ludo29
Künstler: Ludovic Péron   **License:** CC BY-SA 3.0 (https://creativecommons.org/licenses/by-sa/3.0)

[i52] - https://upload.wikimedia.org/wikipedia/commons/f/f6/Kuskokwim_Reconnaissance_expedition_members_leading_horses_across_ice_field_on_the_west_side_of_Simpson_Pass%2C_Alaska_Range_%28AL%2BCA_3763%29.jpg
Date: August   **von:** BMacZeroBot
Künstler: class="fn value"> Unknown author   **License:** Public domain

[i53] - https://upload.wikimedia.org/wikipedia/commons/f/fa/Zaniskari_Horse_in_Ladakh.jpg
Date: 2018-06-26   **von:** Justlettersandnumbers
Künstler: Eatcha   **License:** CC BY-SA 4.0 (https://creativecommons.org/licenses/by-sa/4.0)

[i54] - https://upload.wikimedia.org/wikipedia/commons/8/80/Self-adhering-bandage.png
Date: 2020-03-23   **von:** Baedr-9439
License: CC0 (http://creativecommons.org/publicdomain/zero/1.0/deed.en)

[i55] - https://upload.wikimedia.org/wikipedia/commons/f/f7/Rotavirus.jpg
Date: 2006-01-24   **von:** Ciszewski W~commonswiki
Künstler: F.P. Williams, U.S. EPA   **License:** Public domain

[i56] - https://upload.wikimedia.org/wikipedia/commons/b/b7/Human_fibrinogen_3GHG.png
Date: 2019-11-14   **von:** 5-HT2AR
License: CC0 (http://creativecommons.org/publicdomain/zero/1.0/deed.en)

[i57] - https://upload.wikimedia.org/wikipedia/commons/2/26/160504-A-PY568-001_%2826328283963%29.jpg
Date: 2016-05-10   **von:** Vanished Account Byeznhpyxeuztibuo
Künstler: U.S. Department of Defense Current Photos   **License:** Public domain

[i58] - https://upload.wikimedia.org/wikipedia/commons/0/03/Horse-Vaccination.jpeg
Date: 1940 **von:** Eubulides
Künstler: United States. Farm Security Administration. **License:** Public domain
Office of War Information Photograph Collection.
Photographer is Wilbur Staats.

[i59] - https://upload.wikimedia.org/wikipedia/commons/c/c5/A_blacksmith_at_work.jpg
Date: 2009-08-24 **von:** Wizard191
Künstler: Moose Jaw Times Herald **License:** CC BY-SA 1.0
(https://creativecommons.org/licenses/by-sa/1.0)

[i60] - https://upload.wikimedia.org/wikipedia/commons/a/af/Hooves_with_special_horseshoes_02.jpg
Date: 2024-08-11 **von:** Kritzolina
License: CC BY-SA 4.0
(https://creativecommons.org/licenses/by-sa/4.0)

[i61] - https://upload.wikimedia.org/wikipedia/commons/9/9b/Chestnut_horse_hoof.JPG
Date: 2014-04-29 **von:** Montanabw
License: CC BY-SA 3.0
(https://creativecommons.org/licenses/by-sa/3.0)

[i62] - https://upload.wikimedia.org/wikipedia/commons/a/ac/Man_jumping_over_a_pommel_horse._Man_waiting_in_line_behin
d_him%2C_NINO_F_Scholten_photographic_print_19_1449.tiff
Date: Between **von:** Mr.Nostalgic
Künstler: Frank Scholten **License:** Public domain

[i63] - https://upload.wikimedia.org/wikipedia/commons/8/86/Cavaletti_Systembalken_aus_verletzungsfreiem_Kunststoff.jpg
Date: 2016-10-01 **von:** Wdwdbot
Künstler: Sylvia Naundorf **License:** CC BY-SA 3.0 de
(https://creativecommons.org/licenses/by-sa/3.0/de/deed.en)

[i64] - https://upload.wikimedia.org/wikipedia/commons/4/4e/Horse_Altai_05.jpg
Date: 2013-06-08 **von:** Alexandr frolov
License: CC BY-SA 4.0
(https://creativecommons.org/licenses/by-sa/4.0)

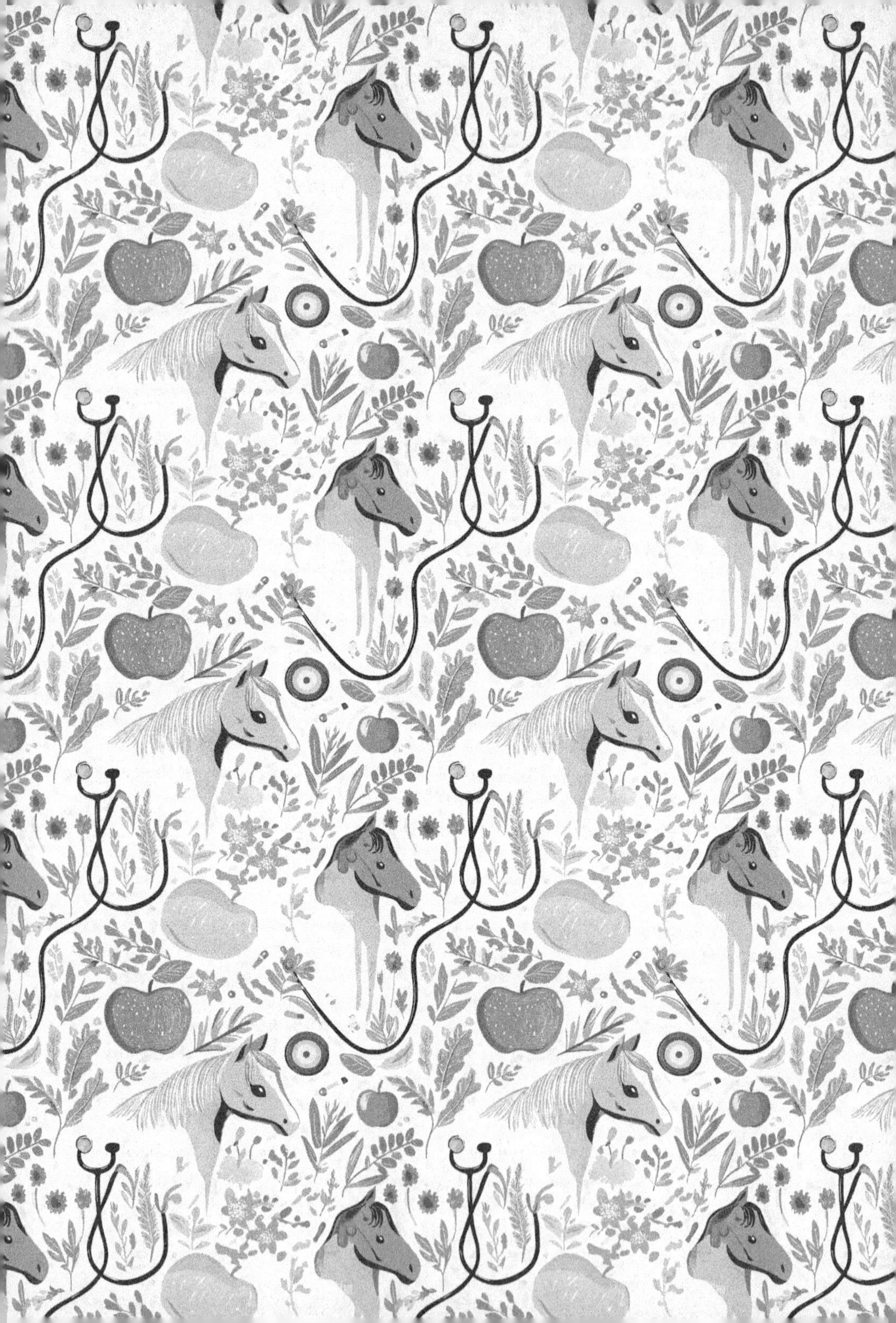

www.ingramcontent.com/pod-product-compliance
Lightning Source LLC
LaVergne TN
LVHW051221200726
843510LV00011B/1441